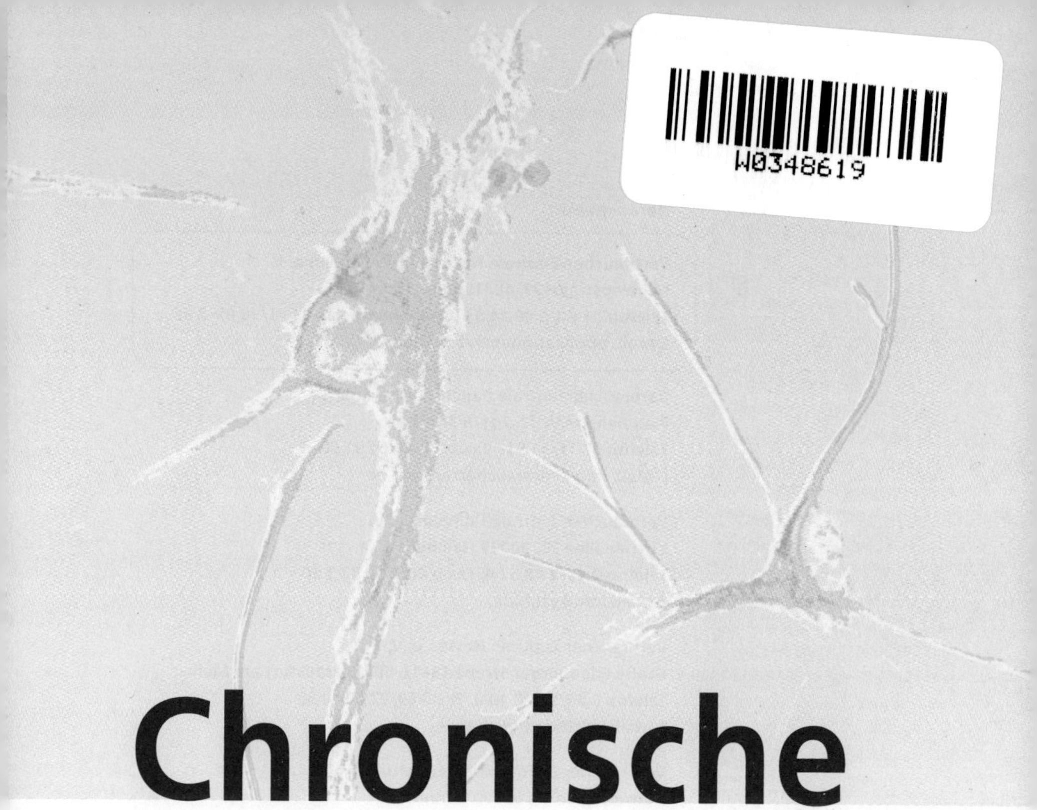

Chronische Schmerzen

Therapieangebote
Wirksamkeit
Behandlungsqualität

VERBRAUCHER
ZENTRALE

Impressum

Herausgeber:

Verbraucher-Zentrale Nordrhein-Westfalen e. V.
Mintropstraße 27, 40215 Düsseldorf
Telefon 01 80/5 00 14 33 (0,12 €/min), Fax 02 11/38 09-2 35
E-Mail: publikationen@vz-nrw.de

Verbraucherzentrale Baden-Württemberg e. V.
Paulinenstraße 47, 70178 Stuttgart
Telefon 07 11/66 91-10, Fax 07 11/66 91-50
E-Mail: info@verbraucherzentrale.de

Verbraucher-Zentrale Hamburg e. V.
Kirchenallee 22, 20099 Hamburg
Telefon 0 40/2 48 32-0, Fax 0 40/2 48 32-2 90
E-Mail: info@vzhh.de

Verbraucher-Zentrale Hessen e. V.
Große Friedberger Straße 13–17, 60313 Frankfurt am Main
Telefon 0 69/97 20 10-0, Fax 0 69/97 20 10-50
E-Mail: vzh@verbraucher.de

Verbraucher-Zentrale Niedersachsen e. V.
Herrenstraße 14, 30159 Hannover
Telefon 05 11/9 11 96-0, Fax 05 11/9 11 96-10
E-Mail: info@vzniedersachsen.de

Verbraucherzentrale Bundesverband e. V. (vzbv)
Markgrafenstraße 66, 10969 Berlin
Telefon 0 30/2 58 00-0, Fax 0 30/2 58 00-5 18
E-Mail: info@vzbv.de

Text	PD Dr. Ralf Dohrenbusch,
Fachliche Beratung	Prof. Dr. Ekkehard Genth, Wolfgang Schuldzinski
Lektorat	Dr. Hannah Friege
Gestaltung, Typographie	© DES!GN Eva Kräling (AGD), Köln
Bildmotive Innenseiten	Comstock, Getty, Corbis, DigitalStock
Bildmotive Umschlag	Comstock (unten), Getty
Druck	Druckerei Basse, Hagen

1. Auflage, 1.–10. Tausend
ISBN 3-933705-39-8, Printed in Germany

1
2
3
4
5
6
7
8
9
10

1

»Seit meiner Jugend habe ich Schmerzen an Armen und Beinen, in den letzten Jahren auch verstärkt an der Schulter und der Hüfte. Die Ursache sind Entzündungen in den Gelenken, eine Polyarthritis, die bei mir mit zwölf Jahren begann. Die Ärzte haben mir gesagt, dass ich viel Geduld mit der Krankheit haben muss, wahrscheinlich muss ich mein Leben lang Medikamente nehmen. Schmerzen habe ich mal mehr, mal weniger, sie gehören schon so lange zu meinem Leben, dass ich sie manchmal einfach vergesse. Ich habe verschiedene Möglichkeiten gefunden, wie ich die Schmerzen lindern und mir im Alltag helfen kann, auch weiß ich, wann und warum ich welche Medikamente nehmen muss.«

Patientin mit rheumatoider Arthritis, 35 Jahre, Verwaltungsangestellte

2

»Es begann mit einem Verkehrsunfall vor vier Jahren, jemand fuhr auf meinen Wagen auf und ich wurde nach vorn geschleudert. Seitdem habe ich Schmerzen in der Schulter und im Nacken. Erst dachte ich, das würde sich bald wieder geben, zumal mir die Ärzte sagten, dass im Röntgenbild kein Schaden an meiner Schulter oder an meiner Halswirbelsäule zu sehen sei. Aber die Schmerzen sind geblieben, obwohl ich schon viel ausprobiert habe, schon viele Spritzen bekommen habe und auch ziemlich regelmäßig krankengymnastische Bewegungsübungen mache. Alles hilft aber immer nur für kurze Zeit.«

Patient mit chronischem Schmerzsyndrom nach Schleudertrauma, 52 Jahre, Informatiker

3

»Mit tut fast alles weh, vom Kopf angefangen bis zu den Füßen, nicht ständig an der selben Stelle, aber doch immer irgendwo. Auch bin ich oft erschöpft, ob von den Schmerzen oder von anderen Dingen, mein Rhythmus ist ziemlich durcheinander und die Kraft ist dahin, und zwar schon seit Jahren. Wegen der Schmerzen und der ständigen Müdigkeit kann ich nicht mehr viel unternehmen, obwohl ich früher sehr aktiv war und auch viel gearbeitet habe. Die Ärzte halten es für eine Art von Weichteilrheuma, können mir aber auch nicht so recht helfen. Manchmal bin ich sehr deprimiert, ich habe das Gefühl, die Schmerzen haben mein Leben total verändert, und ich frage mich, wie das noch weitergehen soll.«

Patientin mit Fibromyalgie,
48 Jahre, Technische Zeichnerin

4

»Bestimmt seit 15 Jahren habe ich Kopfschmerzen, die manchmal wochenlang andauern und mich oft auch um den Schlaf bringen. Jahrelang habe ich versucht, die Schmerzen mit Tabletten in den Griff zu bekommen. Das ging so weit, dass ich monatelang täglich bis zu zehn Tabletten gegen die Schmerzen nahm. Ich hätte das wohl auch noch länger so weitergemacht, wenn sich vor einer notwendigen Kieferoperation nicht herausgestellt hätte, dass ich wegen der ständigen Schmerzmittel eine Blutgerinnungsstörung entwickelt hatte. Irgendwie musste ich dann versuchen, ohne die Mittel auszukommen.«

Patientin mit Spannungskopfschmerzen,
38 Jahre, Hausfrau

Vier Fälle, vier Schicksale von etwa sechs bis acht Millionen chronisch Schmerzkranken allein in Deutschland, die an über Monate bis zu Jahren andauernden oder immer wiederkehrenden Schmerzen leiden. Vielleicht haben Sie das Pech und gehören auch dazu. Die meisten der Betroffenen klagen über Kopf-, Rücken-, Gelenk- und Muskelschmerzen. Statistisch sind mehr Frauen als Männer betroffen. Auch das Alter spielt eine Rolle, Erwachsene im mittleren Alter sind am stärksten von chronischen Schmerzen belastet, im höheren Alter nehmen die Probleme dann aber wieder ab.

Ganz gleich, zu welcher Patientengruppe *Sie* gehören, ob Sie ständige oder immer wiederkehrende Kopf-, Rücken-, Muskel- oder andere Schmerzen haben, ob Sie weiblich oder männlich, jung oder alt, lebensfroh oder deprimiert und von den Schmerzen gezeichnet sind: in jedem Fall sind Sie gezwungen, sich immer wieder mit Ihren Schmerzen auseinander zu setzen, sie zu behandeln, zu lindern und zu verarbeiten. Dies verbindet Sie mit anderen Betroffenen, die ebenfalls lernen müssen, den besten Weg zu einem möglichst beschwerdefreien und erfüllten Leben zu finden.

Patienten mit chronischen Schmerzen haben viele Gemeinsamkeiten

Viele Patienten mit chronischen Schmerzen haben ähnliche Probleme, auch wenn die Schmerzen unterschiedliche Körperregionen betreffen und ganz unterschiedliche Ursachen haben. Wir haben daher nicht die einzelnen Krankheitsbilder wie Kopf-, Rücken- und Tumorschmerzen, sondern den chronischen Schmerz selbst als Ausgangspunkt gewählt, um über die Anwendung und den Nutzen medizinischer und anderer therapeutischer Hilfsangebote zu informieren.

Allerdings beinhaltet diese Entscheidung, verschiedene chronisch schmerzhafte Erkrankungen zusammenzufassen, auch »Risiken und Nebenwirkungen«. Ein Risiko besteht darin, dass ganz unterschiedliche Gesundheits- und Behandlungsprobleme teilweise verallgemeinernd und vereinfachend dargestellt werden. Als Leserin oder Leser sollten Sie daher wissen, dass einige Aussagen über Schmerzen und deren Behandlung immer nur mit einer bestimmten *Wahrscheinlichkeit* zutreffen. Setzt man sie absolut, dann stimmen sie oft nicht mehr. Wenn Sie zum Beispiel lesen, dass sich eine bestimmte Behandlungsmethode (z. B. Massage) bei einem bestimmten chronischen Schmerzproblem (z. B. Kopfschmerz) als »nicht wirksam« erwiesen hat, dann schließt das nicht aus, dass *Sie persönlich* gute Erfahrungen mit der Methode gemacht haben oder in Zukunft damit machen können. Dennoch behalten allgemeine Aussagen oder Empfehlungen für die Mehrzahl der Betroffenen ihre Gültigkeit.

Eine »Nebenwirkung« dieses Ratgebers betrifft den Umgang zwischen Ihnen und Ihrem Arzt oder Ihrer Therapeutin. Manche reagieren etwas unwillig, wenn ihre Patienten über die Krankheit oder Behandlungsmethoden diskutieren wollen, über die sie »irgendwo« (z. B. hier) gelesen haben. Nun soll der Dialog zwi schen Schmerzpatienten und Ärzten bzw. Therapeuten durch den vorliegenden Ratgeber nicht noch komplizierter werden. Eher soll er dazu beitragen, dass Sie die Behandlung Ihrer Schmerzen als ein Problem ansehen, das Sie am besten *gemeinsam* mit Ihrem Arzt oder Therapeuten lösen. Da ist es nützlich, wenn Sie die Sprache, das Denken, die Ziele und die Methoden Ihrer Helfer kennen. In diesem Sinne ist der vorliegende Ratgeber konzipiert: als Orientierungshilfe, die über Denkweisen in der Medizin und in angrenzenden Bereichen sowie über Behandlungsangebote, deren Wirksamkeit und deren Risiken informiert. Er soll Ihnen helfen, Behandlungsangebote einzuschätzen und möglichst gut zu nutzen.

Orientierungshilfen, wie Sie Behandlungsangebote sinnvoll nutzen können

Kapitel 1

Wissenswertes zum chronischen Schmerz

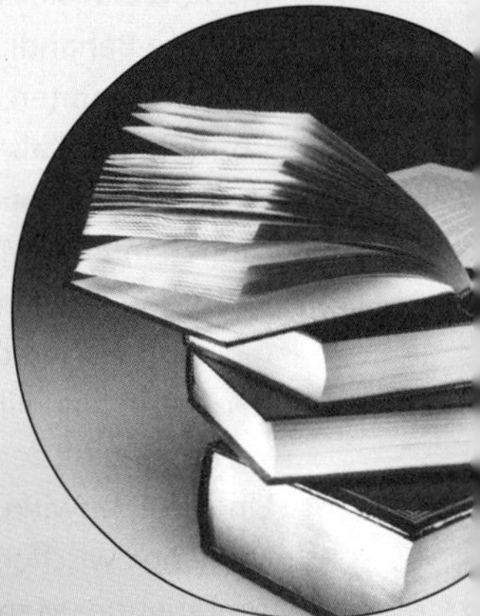

Was ist chronischer Schmerz?

Chronische Schmerzen haben körperliche, psychische und soziale Seiten

Schmerzen gelten dann als chronisch, wenn sie mindestens ein halbes Jahr ständig oder immer wieder auftreten. Viele Patienten mit jahrelang andauernden Schmerzen geben an, dass sie schneller als früher erschöpft sind oder leichter gereizt auf Alltagsprobleme reagieren. Sie fühlen sich oft weniger belastbar, können im Durchschnitt weniger gut schlafen, nehmen mehr Schmerzmittel und brauchen nach Belastungen mehr Ruhe und Erholung. Zugleich sind sie häufiger auf fremde Hilfe angewiesen und müssen Wege finden, wie sie am besten mit Ärzten, Therapeuten und Therapieangeboten, aber auch mit Angehörigen und Freunden umgehen. Diese vielen Übereinstimmungen sprechen dafür, Patienten mit chronischen Schmerzen als eine einheitliche Personengruppe zu sehen, für die es auch einheitliche Empfehlungen geben kann.

Es gibt verschiedene Wege, chronische Schmerzen zu bewältigen

Andererseits unterscheiden sich Betroffene darin, wie sie auf chronische Schmerzen reagieren. Viele Patienten sind sehr bemüht, sich nicht mehr als unbedingt nötig mit den Schmerzen zu beschäftigen. Sie führen die notwendigen Behandlungen durch, versuchen aber im Alltag, die Schmerzen zu ignorieren, sie vermeiden eher den Weg zum Arzt, gehen trotz der Schmerzen ihrer Arbeit nach und führen – so gut es geht – ein von Schmerzen unbeeindrucktes Leben. Andere Betroffene tun sich schwerer damit, die Schmerzen so zu bewältigen und ihre Auswirkungen auf den Alltag gering zu halten. Für sie sind die Schmerzen häufiger unerträglich, sie fühlen sich stark eingeschränkt in ihrem Alltag und suchen in ihrer Not immer wieder Ärzte oder Therapeuten auf. In diesen Fällen, in denen sich die Schmerzen zu einem eigenständigen Krankheitsbild entwickelt haben, spricht man auch von »chronischer

»Chronifiziert« sind Schmerzen dann, wenn sie das Denken und Handeln im Alltag bestimmen

Schmerzkrankheit«. Als chronisch schmerzkrank gelten Sie dann, wenn Ihre Schmerzen und Beschwerden weite Bereiche Ihres Alltags bestimmen und die Schmerzursachen nicht ganz klar sind, wenn die Behandlung Ihrer Beschwerden viel Zeit einnimmt, wenn Sie viele Tätigkeiten schmerzbedingt aufgegeben haben und wenn Sie sich beruflich und privat infolge der Schmerzen immer mehr zurückziehen. Fachleute sprechen dann auch von »chronifizierten« Schmerzen.

Mit der Unterscheidung von chronischen und chronifizierten Schmerzen ist zugleich auch der Dialog zwischen Ärzten, Therapeuten und Patienten komplizierter geworden. Die Zusammenhänge zwischen Schmerzursachen, -verarbeitung, -folgen und -therapie sind recht komplex und nicht immer leicht durchschaubar. Hinzu kommt die wachsende Erkenntnis, dass ein chronischer Schmerz keineswegs eine bestimmte körperliche Ursache haben muss. Zu häufig gibt es Patienten, deren Schmerzen und Beeinträchtigungen eben nicht durch körperliche Prozesse (z. B. Entzündungen, Knochenveränderungen) vollständig erklärt werden können. Dabei sind Dauerschmerzen, die durch eine chronische Entzündung verursacht werden, in der Regel anders zu behandeln als Schmerzen ohne eindeutige körperliche Ursache.

Probleme gemeinsam mit Ärzten und Therapeuten lösen

Heute zählt es also mehr als früher zu den Aufgaben der Ärzte und Therapeuten, Ihnen diese Zusammenhänge deutlich zu machen. Ganz gleich, ob Ihre Schmerzen durch körperliche Prozesse oder Veränderungen erklärt werden können oder nicht, ist es in aller Regel sinnvoll, dass Sie gemeinsam mit Ihrem Arzt oder Therapeuten Lösungen für Ihr Schmerzproblem entwickeln. Das bedeutet auch, dass von Ihnen als Patient oder Patientin mit chronischen und insbesondere mit chronifizierten Schmerzen heute mehr eigenes Engagement und aktive Mitarbeit bei der Behandlung gefordert wird als früher.

Merkmale chronisch Schmerzkranker in der Schmerztherapie

»Chronisch schmerzkrank sind Patienten, bei denen der Schmerz seine Leit- und Warnfunktion verloren und selbständigen Krankheitswert erlangt hat. In diesen Fällen führt das Schmerzleiden zu psycho-pathologischen Veränderungen. Der Patient erhebt den Schmerz zum Mittelpunkt seines Denkens und Verhaltens. Dadurch wird er seinem sozialen Umfeld entfremdet, was zu einer Vertiefung des psycho-pathologischen Krankheitsbildes oder zum algogenen (Anm.:= schmerzverursachend) Psychosyndrom führen kann. Kennzeichnend für diese chronisch schmerzkranken Patienten sind auch Behandlungsversuche über lange Zeit, die nicht erfolgreich waren.«

Vereinbarung zwischen Krankenkassen und Kassenärztlichen Vereinigungen

Grundlagen des Schmerzempfindens

Um die Notwendigkeit und auch die Wirkungsweise von Behandlungsangeboten abschätzen zu können, sollten Sie zumindest Grundkenntnisse zu Schmerzen und ihren möglichen Ursachen haben. Einige der Zusammenhänge werden Sie vielleicht schon kennen, manches auch schon selbst erlebt haben bei dem Versuch, sich im Alltag selbst zu helfen. Das Wichtigste finden Sie hier zusammengefasst:

Soviel wir heute wissen, entstehen Schmerzen als bewusste Empfindungen immer erst im Gehirn. Ohne das dort lokalisierte Bewusstsein empfinden wir keinen

Schmerz. Insbesondere bei Schmerzen ohne erkennbare körperliche Ursache ist das Gehirn daher wohl die wichtigste Anlaufstelle zur Schmerzbehandlung.

Körperliche Grundlage jeder Schmerzempfindung sind elektrische Erregungsmuster im Gehirn

Es gibt im Gehirn vermutlich keinen genau festgelegten Ort, an dem Schmerzempfindungen entstehen oder ausgelöst werden. Eher scheinen bestimmte elektrische Erregungsmuster über mehrere Hirnregionen mit Schmerzempfindungen einherzugehen. Diese Erregungsmuster können auf unterschiedlichen Wegen beeinflusst werden.

Schmerzen können durch Schädigungen am oder im Körper an empfindlichen Nervenendigungen (sog. Nocizeptoren) oder durch Nervenschädigung (sog. neuropathischer Schmerz) ausgelöst werden. Die Impulse wandern dann durch die Nervenleitungen zum Rückenmark und von dort hinauf zum Gehirn, wo sie verarbeitet werden. Auf dem Weg durch die Nervenbahnen kann es zu einer Verstärkung oder Abschwächung bzw. Unterdrückung der Signale und ihrer bewussten Wahrnehmung kommen. Zum Beispiel kann die Nervenleitung gestört und damit die Schmerzempfindung verringert werden, wenn zusätzlich zu den Schmerzimpulsen auch viele nicht schmerzhafte Impulse (z. B. Kältereize) verarbeitet werden müssen.

Erhebliche Auswirkungen körperlicher und psychischer Einflüsse

Der Zufluss von Schmerzimpulsen kann aber auch durch Einflüsse gesteuert bzw. verringert werden, die vom Gehirn ausgehen. Gefühle, Gedanken und Verhaltensweisen können die Wahrnehmung von Schmerzen erheblich beeinflussen.

Bei starken Verletzungen oder auch starken Gefühlen ist das Gehirn in der Lage, die Schmerzempfindlichkeit auszuschalten. Dies geschieht, indem im Gehirn

Endorphine (körpereigene ☞ Opiate) freigesetzt werden, die die Weiterleitung und Verarbeitung von Schmerzen verhindern.

Das Gehirn selbst ist nicht schmerzempfindlich, weshalb zum Beispiel Operationen am offenen Gehirn auch ohne Vollnarkose erfolgen können.

Methoden der willentlichen Beeinflussung und Kontrolle von Schmerzen durch Übung erlernbar

Es gibt Personen (z. B. Fakire), die in der Lage sind, durch Konzentration oder Selbsthypnose (☞ Hypnose) vollkommene Schmerzfreiheit zu erreichen. Dies zeigt die Macht des Gehirns über den Schmerz. Voraussetzung dafür ist eine Kombination aus sehr konzentriertem Wachsein und tiefem Schlaf. Wahrscheinlich sind die meisten Menschen in der Lage, durch bewusste Konzentration ihre Schmerzen zu lindern.

Phantomschmerzen sind keine »Einbildung«

Schmerzen können im Gehirn auch durch abweichende oder fehlerhafte Erregungsmuster ausgelöst oder aufrechterhalten werden. Dies ist zum Beispiel bei Phantomschmerzen nach Amputationen der Fall. Sie werden dadurch erklärt, dass die Nervenerregungen im Gehirn nicht auf die Region beschränkt bleiben, der sie ursprünglich zugeordnet waren. Wenn also ein Patient Schmerzen in einem amputierten Arm empfindet, dann sind diese auf Erregungen in den Teilen des Gehirns zurückzuführen, in denen die Empfindungen des Arms vor der Amputation verarbeitet wurden.

Forscher haben herausgefunden, dass Erinnerungen an Schmerzen durch bestimmte Prozesse im Gehirn wach gehalten werden können. So steigt die Wahrscheinlichkeit, dass wir unwillkürlich Schmerzen empfinden, wenn wir an Ereignisse erinnert werden, die mit starken Schmerzen verbunden waren.

Selbsthilfe bei chronischen Schmerzen

»Es hilft mir ja nichts, wenn ich ständig zum Arzt laufe. Ich weiß, dass ich lernen muss, mit den Schmerzen zu leben. Es gibt so viele Situationen, in denen ich Schmerzen habe, zum Beispiel nachts, wenn ich deswegen aufwache oder nicht einschlafen kann oder morgens, wenn meine Gelenke noch steif sind. Andere sehen das ja gar nicht.«

Patientin mit rheumatoider Arthritis

»Ich habe viele eigene Wege gefunden, mit den Schmerzen umzugehen. Am liebsten vertiefe ich mich in meine Arbeit, dann vergesse ich den Schmerz. Auch mit Musik kann ich mir gut helfen, das entspannt mich. Und Akupressur – da habe ich einige Druckpunkte gefunden, die mir helfen.«

Patient mit chronischen Phantomschmerzen nach Unterschenkelamputation

Jeder Dritte mit chronischen Schmerzen behandelt sich weitgehend ohne professionelle Unterstützung

Die meisten Patienten mit chronischen Schmerzen versuchen, sich zunächst selbst ein Bild von den Ursachen und Behandlungsmöglichkeiten zu machen. Vermutlich zählen Sie selbst auch dazu, bereits die Lektüre dieses Ratgebers spricht dafür.

Selbsthilfe betreiben Sie dann, wenn Sie ohne ärztliche oder andere professionelle Hilfe Maßnahmen zur Schmerzlinderung ergreifen. Es wird geschätzt, dass zwischen 20 und 40 % der Personen, die über einen längeren Zeitraum an andauernden oder immer wiederkehrenden Schmerzen leiden, sich in eigener Regie und ohne ärztliche Hilfe behandeln. Zu den häufigsten Selbsthilfemethoden zählt die Einnahme frei verkäuflicher Schmerzmittel. Verbreitet sind aber auch physikalische Anwendungen wie Wärme, Kälte oder Selbstmassage, psychologische Methoden (z. B. Ablenkung, Meditation) sowie Bewegung und Ruhe.

Wer trotz intensiver Schmerzen den Gang zu Ärzten oder Therapeuten meidet, sollte die Grenzen der Selbsthilfe erkennen. Neben verschiedenen Vorteilen sind damit auch Nachteile und Risiken verbunden. Sie selbst entscheiden, wie Sie dies gewichten.

Verzicht auf professionelle Hilfe insbesondere bei unbekannter Schmerzursache risikant

Nutzen und Risiken von Selbsthilfe

Die Vorteile

- Sie gewöhnen sich an die Vorstellung, dass Sie selbst durch Ihr eigenes Verhalten viel zur Schmerzlinderung beitragen können. Untersuchungen haben gezeigt, dass diese Fähigkeit zur Selbstkontrolle wesentlich dazu beiträgt, dass Schmerzen als erträglich empfunden werden.
- Sie sparen Zeit und Geld. Sie verzichten auf die Wege zu Ärzten und Therapeuten und auf Wartezeiten in Praxen und können die gewonnene Zeit für andere Dinge nutzen.
- Die Wahrscheinlichkeit nimmt zu, dass Sie ein stärkeres Gefühl der Kontrolle über Ihre Gesundheit haben und so insgesamt ein besseres Lebensgefühl entwickeln. Außerdem vermeiden Sie therapeutisch unwirksame Behandlungsmethoden, weil Sie vor allem danach fragen, ob Ihnen die Maßnahme wirklich hilft.

Die Nachteile

- Sie verstehen die Bedeutung Ihrer Schmerzen nur teilweise oder Sie sehen in den Schmerzen ein falsches Signal. Ohne sorgfältige medizinische Untersuchung werden Sie zum Beispiel

nicht immer entscheiden können, ob der Schmerz durch einen körperlichen Schaden erklärt werden kann oder nicht.
- Sie riskieren langfristige Schäden oder eine unwirksame Selbstbehandlung, die mit professioneller Hilfe vermeidbar gewesen wären. Unwirksame Maßnahmen können Hilflosigkeit auslösen oder verstärken und zur Chronifizierung von Schmerzen beitragen.
- Sie lernen bestimmte Fähigkeiten zum Umgang mit Behandlungsmethoden nicht so, wie dies mit professioneller Hilfe möglich wäre. Je komplexer diese Fähigkeiten sind (z. B. bestimmte krankengymnastische Bewegungsmuster), umso mehr fällt der Verzicht auf professionelle Unterstützung ins Gewicht.

Gewöhnen Sie sich nicht an chronische Schmerzen, ohne dies medizinisch abklären zu lassen!

Als Schmerzpatientin oder Schmerzpatient sollten Sie zumindest in der Frühphase einer Schmerzerkrankung professionelle Hilfe in Anspruch nehmen. So erfahren Sie rechtzeitig, welche Maßnahmen Sie selbst ergreifen und welche Fehler Sie vermeiden können. Insbesondere sollten Sie sich darüber informieren, bei welchen körperlichen oder auch psychischen Veränderungen ärztliche oder therapeutische Hilfe auch zu einem späteren Zeitpunkt notwendig oder sinnvoll ist.

Eine »organisierte« Form der Selbsthilfe sind Selbsthilfegruppen und -vereinigungen für chronische Schmerzpatienten (☞ Adressen/Anhang). Sie bieten neben dem Erfahrungsaustausch mit anderen Betroffenen Informationen und praktische Hilfen zu medizinischen, psychologischen und sozialrechtlichen Fragen an. Außerdem setzen sie sich auf politischem Weg zum Beispiel für eine verbesserte Versorgung von Schmerzpatienten ein.

Wann sollten Sie professionelle Hilfe hinzuziehen?

Hilfe durch Ärzte oder andere qualifizierte Therapeuten ist dann angezeigt,

- wenn die Schmerzen über längere Zeit andauern und Sie sich kein eindeutiges Bild von den Ursachen der Schmerzen machen können;
- wenn Sie nicht mehr in der Lage sind, sich einigermaßen selbst zu helfen, weil der Schmerz unerträglich geworden ist und Sie schmerzbedingt kein normales Leben mehr führen können. Auch eine bestimmte Form des Umgangs mit Schmerzen kann Anlass sein, professionelle Hilfe zu suchen. Zum Beispiel haben manche Patienten so sehr die Haltung »Durchhalten bis zum Umfallen« verinnerlicht, dass sie dem Körper damit mehr schaden als nützen;
- wenn Sie vermuten müssen, dass es schwerwiegende Folgen für Sie haben könnte, wenn Sie den Schmerzen und ihren Ursachen nicht auf den Grund gehen. Zum Beispiel kann es bei wochenlangen Schmerzen im Unterleib, die phasenweise zunehmen und nach der Toilette nachlassen, verhängnisvoll sein, einfach auf eine Besserung zu warten. Denn im ungünstigen Fall handelt es sich dabei um einen Dickdarmtumor, der so schnell wie möglich operativ entfernt werden sollte.

Bereits einer dieser Gründe sollte ausreichen, um den Weg zum Arzt zu suchen.

Kapitel 2

Ärzte als Partner

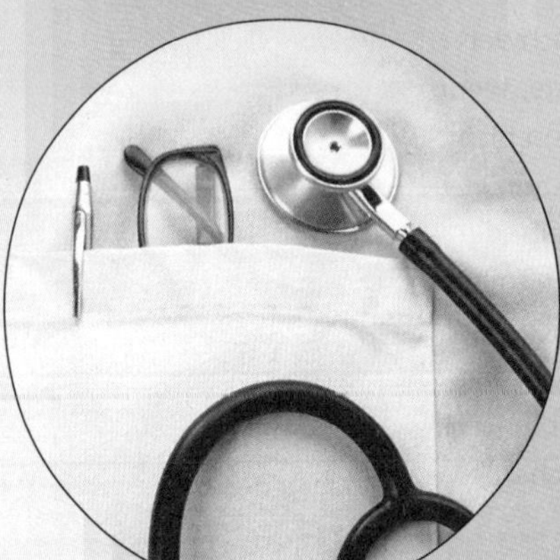

Inanspruchnahme von Ärzten

Eine Reihe von Spezialisten bieten bei chronischen Schmerzen ihre Dienste an, vor allem Neurologen, Anästhesisten, Orthopäden, Internisten, Rheumatologen und (Neuro-)Chirurgen. Sie werden unterstützt von Physiotherapeuten (Krankengymnasten), Masseuren, Ergotherapeuten (Beschäftigungstherapeuten), Psychotherapeuten und Heilpraktikern. Von diesen Berufsgruppen arbeiten Physiotherapeuten, Masseure und Ergotherapeuten in der Regel unter der Verantwortung von Ärzten, Psychologische Psychotherapeuten und Heilpraktiker behandeln in eigener Verantwortlichkeit.

Viele Berufsgruppen bieten Hilfe bei chronischen Schmerzen an

2

Ärzte sind mit Abstand die wichtigste Anlaufstelle für Patienten mit chronischen Schmerzen. Etwa 10 % aller Patienten, die von Allgemeinärzten, Internisten und Neurologen behandelt werden, über 30 % der Patienten in orthopädischer und über 60 % der Patienten in rheumatologischer Behandlung klagen über chronische Schmerzen .

Beginnen Sie Ihre Suche nach der richtigen Behandlung zunächst beim Arzt!

Welcher Arzt ist der richtige?

Die Suche nach Hilfe beginnt meist beim Hausarzt, dem Facharzt für Allgemeinmedizin oder Praktischen Arzt. Dort durchgeführten Untersuchungen werden durch ☞ Konsiliaruntersuchungen ergänzt.

Konsiliaruntersuchungen: Sicherheit durch mehrere Perspektiven
Aufgrund ihrer fachlichen Spezialisierungen sind Ärzte oft gezwungen, die Probleme ihrer Patienten von verschiedenen Fachkollegen beurteilen zu lassen. Dadurch steigt die Sicherheit einer rich-

tigen Bewertung der Untersuchungsbefunde. Zu welchem Konsiliararzt Sie überwiesen werden, hängt vom Krankheitsbild, von den Versorgungsstrukturen an Ihrem Wohnort, aber auch von der Zusammenarbeit Ihres Hausarztes mit seinen ärztlichen Kollegen ab. Wenn weder Ihr Hausarzt noch der hinzugezogene Facharzt eindeutige Belege dafür findet, dass Ihre Schmerzen durch körperliche Schäden oder Prozesse (z. B. Entzündungen) erklärt werden können, werden Sie gegebenenfalls an Fachärzte für Nervenheilkunde, für Psychiatrie oder für Psychosomatische Medizin oder auch an Psychologen überwiesen. Die Überweisung zu Spezialisten dieser Fachrichtungen bedeutet nicht, dass Ihr Hausarzt Ihre Beschwerden nicht ernst nimmt.

Nicht alle Fachärzte haben gleichermaßen Erfahrungen mit der Behandlung chronischer Schmerzpatienten

Schwerpunktmäßig werden chronische Kopfschmerzen von Neurologen oder Anästhesisten, Schmerzen am Bewegungssystem (Knochen, Gelenke, Muskeln, Wirbelsäule) von Orthopäden, Internisten und Rheumatologen, Tumorschmerzen von Internisten und Anästhesisten und Schmerzen ohne eindeutige körperliche Ursache von Fachärzten für Neurologie, Nervenheilkunde, Psychosomatische Medizin oder auch von Psychologen behandelt.

Bei dauerhaften Schmerzen und insbesondere bei Schmerzen, die mit einer lebensbedrohlichen Erkrankung einhergehen, sollten Sie auch ohne ärztliche Anweisung weitere Experten hinzuziehen. Dies hat nichts mit mangelndem Vertrauen zum behandelnden Arzt zu tun, sondern ergibt sich einfach aus der Vielschichtigkeit und Komplexität chronischer Erkrankungen.

Bei der Arztwahl sollten Sie Folgendes beachten: Ein volles Wartezimmer und lange Wartezeiten sagen nichts über die Qualität der Behandlung aus. Eine hohe Patientenzahl kann auch darauf hinweisen, dass die Behandlung überwiegend auf eher kurzfristige Schmerzlinderung ausgerichtet ist, sodass Sie den Arzt immer wieder aufsuchen müssen. Dies ist nicht unbedingt ein Qualitätsmerkmal. Versuchen Sie sich vorher über Gespräche mit Verwandten, Freunden, Bekannten oder Nachbarn ein Bild zu machen, warum die Wartezeiten einzelner Ärzte so lang sind.

Versuchen Sie, Informationen über die Arbeitsweise des Arztes einzuholen!

2

Generell sollte sich Ihre Schmerzbehandlung an Qualitätskriterien orientieren (☞ Behandlungsqualität im Verlauf). Es spricht für die Ärztin oder den Arzt, wenn sie oder er Sie als Patient dazu anleitet, auch verschiedene nichtmedikamentöse Maßnahmen zu verwenden.

Eine bundesdeutsche Besonderheit sind Ärzte, die ihre Leistungen im Rahmen der so genannten ☞ Schmerztherapie-Vereinbarung erbringen können. Diese Vereinbarung zwischen Krankenkassen und den Kassenärztlichen Vereinigungen sieht vor, dass Ärzte, die Patienten mit chronischen Schmerzen behandeln, bestimmte Qualitätsstandards wie besonders umfangreiche Erfahrungen in der Behandlung von Schmerzpatienten und regelmäßige Weiterbildung in der Schmerztherapie erfüllen müssen. Sie dürfen dann bestimmte Einzelleistungen (z. B. schmerzbetäubende Injektionen) oder auch zusätzlichen Behandlungsaufwand (z. B. längere Beratungsgespräche) mit der Krankenkasse abrechnen. Um die Vorteile der Vereinbarung nutzen zu können, sollten Sie sich bei Ihrer Krankenkasse erkundigen, ob diese der Schmerztherapie-Ver-

Qualitätsstandards bei Ärzten im Rahmen der Schmerztherapie-Vereinbarung

einbarung beigetreten ist. Dort erfahren Sie auch, welcher Arzt aus Ihrer Umgebung berechtigt ist, im Rahmen der Schmerztherapie-Vereinbarung Leistungen zu erbringen. Wenn Sie chronisch schmerzkrank sind und die Krankenkassen wechseln möchten, kann es sinnvoll sein, wenn Sie sich vorher darüber informieren, ob die neue Krankenkasse der Schmerztherapie-Vereinbarung beigetreten ist.

Beim Krankenkassenwechsel an die Schmerztherapie-Vereinbarung denken!

Schmerztherapie-Vereinbarung: Wozu sind diese Ärzte verpflichtet?

Im Rahmen dieser Vereinbarung sind Ärzte und Ärztinnen verpflichtet,

- mindestens sechs verschiedene schmerztherapeutische Behandlungsverfahren selbst durchzuführen und durch Kooperation mit anderen Ärzten die Versorgung der chronisch schmerzkranken Patienten mit weiteren Verfahren sicherzustellen;
- Diagnosen zu stellen, die den chronischen Schmerzzustand beschreiben, und Hinweise auf die Ursachen der chronischen Schmerzkrankheit (...) zu dokumentieren;
- an vier Tagen pro Woche mindestens je vier Stunden schmerztherapeutische Sprechstunden abzuhalten;
- eine Rufbereitschaft zur Beratung der Schmerzpatienten zu gewährleisten sowie zur konsiliarischen Beratung der überweisenden Ärzte zur Verfügung zu stehen;
- mindestens achtmal im Jahr an einer interdisziplinären Schmerzkonferenz und mindestens 20 Stunden jährlich an einer Fortbildung in Schmerztherapie teilzunehmen.

Was Sie als Schmerzpatient über Ärzte wissen sollten

Ärzte suchen oft nach körperlichen Ursachen...

Um die ärztlichen Vorschläge und Maßnahmen bei chronischen Schmerzen selbst beurteilen zu können, sollten Sie mit ärztlichem Denken zumindest annähernd vertraut sein. Ärzte haben in ihrer Ausbildung gelernt, zunächst nach den körperlichen Ursachen und Bedingungen von Störungen und Erkrankungen zu suchen und die Behandlung auf diese Ursachen abzustimmen (z. B. Behandlung einer Entzündung, damit der Schmerz gelindert werden kann). Dieser im Grundsatz richtige Ansatz kann jedoch zu Problemen führen bei einer »chronischen Schmerzkrankheit« mit ihren vielen Ursachen und Erscheinungsweisen. Es gibt viele Beispiele für eine jahrelange erfolglose Suche nach »der« Schmerzursache, bis die betroffenen Patienten und Ärzte schließlich erschöpft und frustriert sind. Angemessener bei chronifizierten und körperlich nicht vollständig erklärbaren Schmerzen ist der Versuch, Schmerzen auch unabhängig von ihren Ursachen zu lindern oder auszuschalten und die Lebensqualität zu verbessern. Ein Arzt mit dieser Vorstellung wird Sie vermutlich besser begleiten können.

– bei chronifizierten Schmerzen kann diese Suche auf Dauer frustrierend sein

Ein zweiter Punkt: Manche Ärzte tun sich vergleichsweise schwer, eigene Hilflosigkeit einzugestehen und Sie ohne konkrete Hilfe wieder nach Hause zu schicken. So gibt es nur wenige Begegnungen zwischen Ärzten und Patienten, die ohne sichtbares Ergebnis verlaufen. Häufig werden aus dem Wunsch nach Hilfeleistung Medikamente oder andere therapeutische Maßnahmen gegen Schmerzen auch dann verabreicht oder verschrieben, wenn der Arzt den Beschwerden im Grunde hilflos gegenübersteht oder weiß, dass die Wirkung nur von kurzer Dauer sein wird.

Nicht nur der therapeutische Nutzen, sondern auch die Vergütung bestimmt die Leistungen

Ein dritter Punkt: Ärzte tun natürlich alles, was in ihrer Macht steht, um Ihre Schmerzen zu lindern, aber sie leben auch in einem bürokratischen System von Vorschriften und Vergütungsrichtlinien. Als Unternehmer denken sie auch wirtschaftlich, das heißt, sie orientieren sich an den festgesetzten Vergütungen und sie tun Dinge, die bezahlt werden. Dies wiederum kann zur Folge haben, dass nicht alle diagnostischen und therapeutischen Maßnahmen für Sie auch immer sinnvoll oder optimal sind. Zum Beispiel wurden in Zeiten, als jede schmerzstillende Spritze vergütet wurde, deutlich mehr Spritzen verabreicht als in Zeiten, in denen dies nicht möglich war. Das lässt vermuten, dass einige der Spritzen vorher therapeutisch nicht notwendig waren. Für Sie als Patientin oder Patient ist es allerdings mitunter schwer zu durchschauen, wie sinnvoll und notwendig die vorgeschlagenen Maßnahmen sind und welchen Zwecken sie dienen. Umso mehr sollten Sie sich über die Hintergründe und Funktionsweisen von Behandlungsmethoden selbst ein Bild machen.

Wie erkennen Sie das »Schmerzverständnis« Ihres Arztes?

»Mein Arzt hat insgesamt sechs Mal in den letzten anderthalb Jahren meine Wirbelsäule röntgen lassen, außerdem wurde eine Computertomographie durchgeführt. Er hat gesagt, das sei notwendig, um herauszufinden, ob sich die Wirbellage zwischenzeitlich verändert hat. Wie sich dies alles auf meine Behandlung ausgewirkt hat, weiß ich nicht so genau. Manchmal hat er mir Spritzen gegeben, vor allem aber hat er mir immer wieder Schmerzmittel verschrieben.«

Patientin, 43, chronische Rückenschmerzen

»Meine Ärztin hat mir gesagt, meine Schmerzen seien vermutlich zumindest teilweise auf meine Körperhaltung und meinen Bewegungsmangel zurückzuführen. Die zwei Röntgenuntersuchungen hätten zwar ergeben, dass meine Wirbelsäule nicht mehr so aussieht wie bei einer 20-Jährigen. Allerdings könnte die Wirbelsäule auch von einer Frau sein, die überhaupt keine Schmerzen hat. Das hat mich überrascht. Sie hat mir zwar Schmerzmittel verschrieben, mir aber auch gesagt, dass ich mir die für den Notfall aufheben sollte. Eher sollte ich versuchen, mich mehr zu bewegen.«

Patientin, 52, chronische Rückenschmerzen

Wenn Sie chronische Schmerzen haben, Ihre Schmerzen durch die körperlichen Veränderungen nur teilweise erklärt werden können und sich Ihr Leben schmerzbedingt stark verändert hat, dann steigt die Wahrscheinlichkeit, dass der Begriff »Schmerzkrankheit« oder »Schmerzstörung« in Ihrem Fall zutreffend ist. In diesem Fall ist wenig damit gewonnen, immer wieder neue Untersuchungen durchzuführen. Je mehr Ihr Arzt Ihren Schmerz für ein »eigenes Störungsbild« hält, um so eher wird er

- Maßnahmen vorschlagen, die vor allem die Erregungsprozesse in Ihrem Gehirn und Ihren Umgang mit Schmerzen beeinflussen (☞ Grundlagen des Schmerzempfindens);
- Sie zu Therapeuten zu schicken, die vor allem Routine und besondere Fähigkeiten in der Vermittlung von bestimmten Verhaltenstechniken zur Beeinflussung der Schmerzen haben wie zum Beispiel Physiotherapeuten oder Psychotherapeuten;
- Sie zu Verhaltensänderungen motivieren, die darauf zielen, dass Sie trotz der Schmerzen Ihre Funktionsfähigkeit behalten und im Alltag aktiv bleiben.

Bei chronifizierten Schmerzen hängt der weitere Krankheitsverlauf erheblich von Ihrem eigenen Verhalten ab

Kapitel 3

Behandlungsqualität in der Schmerztherapie

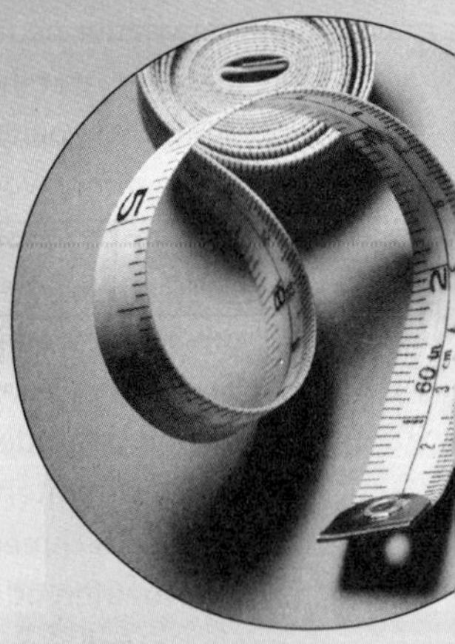

»Ich dachte anfangs immer, das kriegen wir schon wieder hin. Gerade in der Zeit, als mein Orthopäde mir immer wieder neue Mittel verschrieben hat. Jedes Mittel war ja auch wieder neue Hoffnung. Und man liest ja auch, dass es so wirksame Medikamente gegen Schmerzen gibt. Nur mir ist das leider nicht begegnet. Erst mit der Zeit ist mir klar geworden, dass ich die Möglichkeiten von Schmerzmitteln vermutlich doch überschätzt habe und deshalb zeitweise ziemlich am Boden war. Vielleicht hätte ich nicht so viel erwarten sollen.«

Patientin, 44, chronische Schulter-Nacken-Schmerzen bei geringen Veränderungen an der Halswirbelsäule

Was bedeutet »Behandlungserfolg«?

Der Erfolg einer Schmerztherapie zeigt sich in vielen Lebensbereichen

Eine seltsame Frage? Nur auf den ersten Blick. Natürlich ist es ein Behandlungserfolg, wenn Ihre Schmerzen nach der Behandlung teilweise oder ganz verschwunden sind. Wenn das Medikament, das Sie bei Bedarf nehmen, immer wieder eine gute Wirkung erzielt. Dennoch muss gerade bei chronischen Schmerzen die Frage des Therapieerfolgs weiter gefasst werden. Hier zählt nicht nur, wie schnell und wie vollständig Schmerzen gelindert werden, wichtig ist auch, ob sie langfristig seltener und schwächer auftreten, wie Sie als Patient mit den Beschwerden umgehen und wie Sie es schaffen, trotz Schmerzen Ihren Alltag möglichst ohne fremde Hilfe zu bewältigen und Ihre Lebensqualität zu erhalten. So kann sich der Therapieerfolg bei Patienten mit chronischen Schmerzen ganz unterschiedlich zeigen. Dazu einige Beispiele:

- Sie treffen sich häufiger als früher trotz der Schmerzen mit Bekannten oder Freunden, um gemeinsam etwas zu unternehmen. Dabei vergessen Sie oft die Schmerzen.

Eine Behandlung kann auch bei geringer Schmerzlinderung erfolgreich sein

- Sie können – wenn auch mit Einschränkungen – Ihrer gewohnten Arbeit wieder nachgehen, nachdem Sie wegen der Schmerzen längere Zeit ausgesetzt haben.
- Sie empfinden Ihren Schmerz häufig als »einigermaßen erträglich«, während Sie ihn früher meist als unerträglich empfanden.
- Sie können die notwendigen Verrichtungen im Alltag wie zum Beispiel Einkaufen oder Haushaltstätigkeiten wieder selbst organisieren, nachdem Sie lange auf die Hilfe anderer angewiesen waren und versorgt werden mussten.
- Sie haben durch regelmäßige Konzentrationsübungen gelernt, Schmerzen zu lindern oder zu vergessen.
- Sie brauchen weniger Schmerzmittel.

Je stärker Schmerzen trotz Therapie Ihr Leben bestimmen, um so fraglicher ist der Nutzen der Behandlung

Erfolgreiche Schmerztherapie bei chronischen Schmerzen beschränkt sich also nicht auf eine kurzfristige Schmerzlinderung. Sie ist langfristig ausgerichtet mit dem Ziel, Ihre ☞ Funktionsfähigkeit im Alltag zu erhalten und zu fördern. Hingegen gilt es als Misserfolg, je stärker die Schmerzen Ihr Leben bestimmen, wenn Sie wegen der Schmerzen kaum noch etwas unternehmen, wenn Sie mit anderen immer wieder über Ihre Beschwerden sprechen, häufig in gedrückter oder gereizter Stimmung sind oder wenn Sie Ihre gewohnten Tätigkeiten wegen der Schmerzen vernachlässigen. Gute Schmerztherapeuten haben viele solcher Veränderungen im Blick.

Funktionsfähigkeit – ein wichtiges Kriterium für Therapieerfolg

In Bevölkerungsbefragungen wurde festgestellt, dass viele Menschen dauerhaft unter intensiven Schmerzen leiden. Allerdings sind nicht alle gleichermaßen in ihrem Alltag durch die Schmerzen eingeschränkt. Manche Patienten mit »starken« Schmerzen führen ein nahezu normales Leben, für andere mit vergleichbar intensiven Schmerzen ist an ein normales Leben nicht zu denken. Sie gehen ihrer Arbeit nicht mehr nach, ziehen sich von Freunden zurück, geben ihr Hobby auf und werden immer teilnahmsloser. Durch Verlaufsuntersuchungen wurde weiterhin deutlich, dass diese stark beeinträchtigten Patienten auch langfristig häufiger stärkere Schmerzen, eine schlechtere Stimmung und einen insgesamt ungünstigeren Krankheitsverlauf zeigen. Hingegen ist bei Patienten, die am beruflichen und sozialen Leben noch weitgehend teilnahmen, die Schmerzerträglichkeit langfristig besser, auch bleibt die Lebensqualität relativ gut erhalten. Experten sehen also in der Funktionsfähigkeit ein wichtiges Erfolgskriterium für eine Schmerztherapie, das sich auch zur Vorhersage des weiteren Krankheitsverlaufs eignet.

Wie erkennen Sie Behandlungsqualität?

So wie der Behandlungserfolg bei chronischen Schmerzen nicht so einfach zu bestimmen ist, so lassen sich auch für die Qualität einer Behandlung nur allgemeine Richtlinien formulieren. Die wichtigsten davon finden Sie auf den folgenden Seiten aufgelistet.

Erkennbare körperliche Schäden oder gestörte Funktionen sollten medizinisch behandelt werden

Ausreichende Behandlung erkennbarer schmerzauslösender oder schmerzunterhaltender Ursachen und Prozesse. Chronische Schmerzen haben oft verschiedenartige Ursachen und Entstehungsbedingungen. Es ist wichtig, körperliche Ursachen und Krankheitsprozesse (z. B. chronische Gelenkentzündungen bei einer chronischen Polyarthritis) von Schmerzen ausreichend zu behandeln, nicht nur um Schmerzen zu lindern, sondern vor allem auch, um das Fortschreiten von Schäden an Gelenken oder Knochen zu verhindern.

Keine falschen Versprechungen. Ein langjähriger Schmerz lässt die Wahrscheinlichkeit für spektakuläre Heilungserfolge sinken. Seriöse Ärzte und Therapeuten machen daher gerade bei chronischen Schmerzen keine überzogenen und unhaltbaren Versprechungen, Sie verzichten auf Heilszusagen und zeigen Ihnen auch die Grenzen der vorgeschlagenen Behandlungsmethode auf. Auch wenn wissenschaftliche Studien gezeigt haben, dass eine bestimmte Methode bei Schmerzen wirksam ist, so bedeutet dies in der Regel nicht, dass diese Wirkung bei jedem gleich stark ausfällt. Es ist daher erforderlich, die individuelle Wirkung und die Verträglichkeit im Einzelfall zu prüfen.

Langfristige Ausrichtung. Eine Behandlung, die sich auf eine kurzfristige Unterdrückung oder Ausschaltung der Schmerzen beschränkt, geht meist an den Erfordernissen chronischer Schmerzpatienten vorbei. Wer zur Schmerzlinderung zum Beispiel regelmäßig nur kurzfristig schmerzhemmende Medikamente nimmt, der fügt seinem Körper unter Umständen dauerhaften Schaden zu. Behandlungsqualität bedeutet, alle Maßnahmen zur Schmerzlinderung auf ihren langfristigen Nutzen hin zu bewerten und deren Nutzen und Risiken sorgfältig gegeneinander abzuwägen.

Ausrichtung auf Eigenaktivität und Selbsthilfe. Es spricht für die Qualität der Behandlung, wenn Ihre Ärztin oder Ihr Arzt Ihre aktive Rolle in der Behandlung betont. Er oder sie sollte Sie in wichtige Behandlungsentscheidungen nach Möglichkeit einbeziehen und Sie zu aktiver Selbsthilfe anleiten und ermutigen. Der Eindruck, das Schmerzproblem könne allein durch Maßnahmen von außen (z. B. das Einrenken von Wirbeln, einige Akupunktursitzungen oder Medikamente) vollständig und langfristig ohne Ihr Zutun aus der Welt geschafft werden, ist insbesondere bei chronifizierten Schmerzen oft nicht förderlich.

Gute Behandlungsqualität, wenn der Arzt an Ihre Verantwortung appelliert und Ihre Fähigkeit zur Selbsthilfe stärkt

3

Kombination verschiedener Methoden. Zur Behandlung chronischer Schmerzen sollten in der Regel verschiedene Maßnahmen sinnvoll miteinander kombiniert werden. Häufig steigert die Verbindung von Methoden, die am Schmerzort wirken, mit Methoden, die die Weiterleitung der Schmerzreize beeinflussen, und Methoden, die vor allem das Gehirn beeinflussen, den Erfolg der Behandlung. Indessen spricht die einseitige Ausrichtung an einer einzelnen Methode (z. B. Medikamente) bei chronischen Schmerzen meist nicht für eine hohe Behandlungsqualität.

Qualifikationsnachweise der Therapeuten. Fragen Sie ruhig nach der besonderen Qualifikation Ihres Behandlers! Es gibt Qualifikationsbelege, die auf einen hohen Kenntnisstand hinweisen, zum Beispiel Ärzte, die im Rahmen der ☞ Schmerztherapie-Vereinbarung tätig sind, oder Psychologische Schmerztherapeuten gemäß den Richtlinien der Deutschen Gesellschaft für Psychologische Schmerztherapie und -forschung. (Näheres hierzu finden Sie im Internet unter www.pst-za.de/Ausb-Ord/ausb-ord.html.) In Fachkliniken für Schmerzpatienten (Kliniken oder Fachabteilungen für Schmerztherapie, Rheumatologie, Neurologie, Orthopädie oder Onkologie) verfügen die meisten Behandler über solche Qualifikationen.

Konzentrieren Sie sich auf Behandlungsmethoden, die nachweislich wirksam sind

Vorrang für Methoden mit Wirksamkeitsnachweis. Ihr Arzt und Ihre Therapeuten sollten den Methoden den Vorrang geben, deren Wirksamkeit in kontrollierten Untersuchungen nachgewiesen wurde. Aus den ☞ evidenzbasierten Leitlinien, die Sie in Auszügen auf Seite 123 ff. finden, geht in der Regel hervor, für welche Methoden ein solcher Wirksamkeitsnachweis erbracht worden ist. Scheuen Sie sich nicht, Ihren Arzt oder Therapeuten zu fragen, ob er die Leitlinien zur Behandlung Ihrer Schmerzen anwendet oder warum er gegebenenfalls davon abweicht.

Lebensqualität als ein Behandlungsziel. Es spricht sicher für die Qualität einer Behandlung, wenn bei einem chronischen Leiden nicht nur Schmerzlinderung angestrebt wird, sondern auch der Umgang mit den Schmerzen, mit alltäglichen Anforderungen und mit anderen Menschen in günstiger Weise beeinflusst wird. Die Therapie sollte Sie als Patientin oder Patient dazu ermutigen, eine befriedigende »Lebensqualität« zu erreichen, insbesondere dann, wenn Sie dauerhaft nicht ganz schmerzfrei werden.

Skepsis angebracht

Hingegen sprechen die folgenden Merkmale gegen die Qualität, teilweise auch gegen die Seriosität der Behandlung:

- Der Behandler bewertet ärztliche oder andere therapeutische Behandlungsvorschläge im Rahmen der allgemeinen Gesundheitsversorgung pauschal als ungeeignet oder gar schädlich.
- Als Patientin oder Patient werden Sie aufgefordert, Kontakte zu Ärzten oder Therapeuten abzubrechen, da dies den Erfolg der vorgeschlagenen oder praktizierten Methode gefährden könne. Ein solches Gebot sollte Sie immer skeptisch machen.
- Die Diagnostik gründet sich auf magisches Denken oder esoterische Methoden (z. B. Untersuchung der »Aura«, Analyse von »Energiefeldern« oder »Energieströmen«, von »Chakren«, durch Pendeln, Auraphotographie oder Kartenlegen).
- Der Behandler oder Anbieter verspricht schnelle und vollständige Schmerzlinderung bzw. Heilung nach jahrelangen erfolglosen Behandlungsversuchen. So verlockend die Vorstellung auch sein mag, zum Beispiel durch ein Wasserbett keine Rückenschmerzen oder durch eine bestimmte Massage keine Kopfschmerzen mehr zu haben, die Chancen für Wunderheilungen nach langjährig erfolgloser Behandlung sind leider immer noch sehr gering. Das gilt um so mehr, je mehr verschiedene Methoden Sie vorher ausprobiert haben.

Heilsversprechen gegenüber Patienten mit jahrelangen Schmerzen sind in aller Regel unseriös

Phasen der Therapie chronischer Schmerzen

Machen Sie sich klar, in welcher Therapiephase Sie sich gerade befinden!

Als Patientin oder Patient mit chronischen Schmerzen sollten Sie eine Vorstellung davon haben, in welchen Phasen Ihre Behandlung verlaufen kann und verlaufen sollte. Die folgende Beschreibung der Behandlungsphasen liefert eine allgemeine Orientierung, mit deren Hilfe Sie auch Ihre persönliche Behandlung beurteilen können. Wenn Ihre eigene Behandlung kaum über die erste oder zweite Phase hinauskommt, dann sollte das Anlass sein, gemeinsam mit dem Arzt oder Therapeuten nach neuen Wegen zu suchen. Dies kann letztlich auch dazu führen, den Behandler zu wechseln.

Die diagnostische Phase

Mit Diagnostik beginnt jede seriöse medizinische Therapie. Im Vordergrund stehen die folgenden Fragen:

Die Diagnostik legt den Grundstein für die weitere Therapie

1. Kann Ihr Schmerz durch eine körperliche Erkrankung (z. B. Gelenkinstabilität, Nervenschädigung, Thrombose, Entzündung, Tumor) erklärt werden und ist eine wirksame Behandlung dieser Erkrankung möglich? Wenn ja, müssen zunächst Maßnahmen getroffen werden, um diese »Grunderkrankung« zu behandeln (z. B. entzündungshemmende Medikamente, Entfernung eines Tumors).

2. Kann Ihr Schmerz auf eine nicht heilbare, das heißt, chronisch verlaufende körperliche Erkrankung zurückgeführt werden? In diesen Fällen wird es sowohl darum gehen, die schmerzauslösenden körperlichen Prozesse zu behandeln, als auch darum, Möglichkeiten der Schmerzverarbeitung und Ihre Funktionsfähigkeit zu verbessern.

3 Gehen Ihre empfundenen Schmerzen deutlich über das hinaus, was aufgrund der gefundenen körperlichen Schädigung erwartet werden kann? In diesen Fällen wird die Behandlung darauf ausgerichtet sein, die Art und Weise zu verbessern, wie Sie im Alltag mit den Beschwerden umgehen.

Welche Denk- und Verhaltensweisen sollten ebenfalls behandelt bzw. verändert werden?

Wenn die beiden letzten Fragen bejaht werden, empfiehlt sich eine gesonderte Schmerzdiagnostik. Diese beinhaltet Fragen zur Art, Qualität, zum zeitlichen Verlauf Ihrer Schmerzen, zu schmerzverstärkenden oder schmerzlindernden Einflüssen, zur bisherigen Therapie usw. Die Übersicht auf der folgenden Seite enthält einige der wichtigsten Aspekte mit Beispielfragen.

Eventuell wird auch eine Schmerzskala (z. B. von 0 bis 10 oder von unerträglich bis gut erträglich) verwendet. Durch die wiederholte Einsetzung der Skala kann sich die Körperwahrnehmung verbessern; so lassen sich auch geringfügigere Schmerzveränderungen im Laufe der Zeit besser erkennen.

Als Hilfsmittel kann in dieser Phase ein *Schmerztagebuch* verwendet werden, in das Sie täglich zum Beispiel die Intensität Ihrer Schmerzen im Tagesverlauf, Ihre Stimmung und Ihre körperliche Aktivität eintragen und so einen Überblick über verschiedene Einflüsse auf Ihre Schmerzen gewinnen. Dies kann dann nützlich sein, wenn noch unklar ist, von welchen Bedingungen und Einflüssen der Schmerz im Alltag abhängt. Als Patientin oder Patient werden Sie dadurch veranlasst, die Abhängigkeit Ihrer Schmerzen von äußeren Einflüssen (z. B. Wärme, Feuchtigkeit, Stress) und inneren Einflüssen (z. B. Stimmungen) systematisch zu analysieren. Sinnvoll sind solche Tagebücher vor allem dann, wenn es »immer und überall« weh tut.

Eine ausführliche Schmerzdiagnostik bei chronischen Schmerzen meist sinnvoll

Inhalte eines Interviews oder Fragebogens zur Schmerzdiagnostik

Merkmal	Beispiele für Fragen
Schmerzort	Wo haben Sie Schmerzen? Ist der Schmerz in einer Körperhälfte besonders stark? Strahlt der Schmerz von einem Zentrum in benachbarte Körperregionen aus?
Schmerzqualität	Wie fühlt sich der Schmerz an? (z. B. ziehend? brennend? dumpf?) Spüren Sie den Schmerz eher oberflächlich oder eher in der Tiefe?
Zeitliche Schmerzmerkmale	Wie häufig? Wie lange andauernd? Wie lange sind Schmerzpausen? Gibt es Tages-, Wochen-, Monatsschwankungen?
Schmerzverlauf	Seit wann leiden Sie an diesen Schmerzen? Sind die Schmerzen im Verlauf eher besser geworden – gleich geblieben – schlimmer geworden?
Vermutete Schmerzursachen	Worin sehen Sie selbst die Ursachen für die Schmerzen? Führen Sie den Schmerz auf ein bestimmtes Ereignis zurück?
Schmerzbedingte Beeinträchtigungen	Können Sie trotz Ihrer Schmerzen noch längere Strecken gehen/Fahrrad fahren/schwere Gegenstände heben/arbeiten …? Hat sich durch die Schmerzen Ihre Stimmung/Ihr Schlaf/Ihre Konzentrationsfähigkeit verschlechtert? Ziehen Sie sich wegen der Schmerzen häufiger von anderen zurück?
Selbsthilfe	Können Sie den Schmerz beeinflussen durch Bewegung/Wärme/Kälte/Ausruhen/Ablenkung …? Inwiefern?
Medikamente	Welche Medikamente nehmen Sie gegen den Schmerz? Wie häufig und in welcher Dosierung? Mit welchem Erfolg?

Beispiel für ein Schmerztagebuch

Datum ....

Wie waren Ihre Schmerzen heute?
Wählen Sie zwischen ⓿ = schmerzfrei ....bis ❾ = der schlimmste vorstellbare Schmerz

vormittag	nachmittag	abends
⓿❶❷❸❹❺❻❼❽❾	⓿❶❷❸❹❺❻❼❽❾	⓿❶❷❸❹❺❻❼❽❾

Wie war Ihre Stimmung heute?
Wählen Sie zwischen ⓿ = sehr gute Stimmung....bis ❾ = extrem gedrückte Stimmung

vormittag	nachmittag	abends
⓿❶❷❸❹❺❻❼❽❾	⓿❶❷❸❹❺❻❼❽❾	⓿❶❷❸❹❺❻❼❽❾

Wie aktiv und leistungsfähig waren Sie heute insgesamt?

⓿ ❶ ❷ ❸ ❹ ❺ ❻ ❼ ❽ ❾

überhaupt nicht aktiv sehr aktiv

Unterstreichen die Worte, die Ihren heutigen Schmerz am besten beschreiben:
unangenehm – lästig – störend – ängstigend – quälend – mörderisch
dumpf – stechend – ziehend – drückend - pulisierend – brennend – elektrisierend

Gab es heute besondere Ereignisse, die sich auf Ihre Schmerzen ausgewirkt haben könnten?

....

....

Welche Schmerzmittel haben Sie heute genommen? Wann? Wieviele?

....

Was haben Sie sonst gegen die Schmerzen unternommen?

....

Wie lange haben Sie letzte Nacht durchgeschlafen? .... Stunden?

Wie oft sind Sie wegen der Schmerzen aufgewacht? .... mal

Die Planungs- und Experimentierphase

In dieser Phase geht es darum, ein Behandlungsziel festzulegen und die Maßnahmen herauszufinden, die sich langfristig vermutlich am besten zur Schmerzlinderung eignen. Bei chronischen Schmerzen ist es in der Regel nicht sinnvoll, sich auf eine einzelne Behandlungsmethode zu beschränken. Vielmehr geht es darum, verschiedene Methoden (z. B. medikamentöse, krankengymnastische und verhaltenstherapeutische) miteinander zu kombinieren. Gibt es mehrere wirksame Methoden, so zielt diese Phase darauf, durch Ausprobieren herauszufinden, von welchen Maßnahmen Sie höchstwahrscheinlich langfristig profitieren werden.

Welche Kombination von Behandlungsmethoden ist am erfolgversprechendsten?

Kennzeichnend für diese Phase ist es, wenn Ihre Ärztin oder Ihr Arzt zum Beispiel sagt: »Bitte beobachten Sie genau, wie Ihr Körper auf das Medikament reagiert. Es können Magenbeschwerden als Nebenwirkungen auftreten, danach werde ich Sie beim nächsten Mal fragen.« Oder: »Ich verschreibe Ihnen Krankengymnastik, damit Sie herausfinden, wie Sie im Alltag selbst etwas zur Verbesserung Ihrer Körperhaltung tun können.« Oder: »Wenn Ihre Rückenschmerzen morgens immer stärker sind, sollten Sie vielleicht erst einmal eine andere Matratze in Ihrem Bett ausprobieren.«

Beim Behandlungsziel wird meist einfach stillschweigend das Maximalziel »Schmerzfreiheit« vorausgesetzt. Bei chronischen Schmerzen kann dies jedoch oft nur vorübergehend erreicht werden. Mitunter müssen sich Schmerzkranke mit bescheidenen Behandlungszielen begnügen, zum Beispiel den Schmerz auf ein »einigermaßen erträgliches Maß« zu verringern, zu lernen, mit weniger Schmerzmitteln auszukommen oder schmerzfreie Zeiträume durch bewusste Ablenkung zu verlängern. Günstig ist die Formulierung von erreichbaren Zielen.

Am Ende der Planungs- und Experimentierphase sollten Sie wissen, welches Behandlungsziel für Sie realistisch ist, welche Medikamente Ihnen helfen und welche nicht, welche Nebenwirkungen auftreten und wann und unter welchen Umständen Sie wie viele Medikamente einnehmen müssen, um möglichst schmerzfrei leben zu können. Sie können in etwa abschätzen, welche Behandlungsmethoden Sie langfristig mit möglichst hohem Gewinn und geringen zusätzlichen Belastungen und Nebenwirkungen einsetzen sollten.

Kennzeichnend für diese Phase ist eine genaue Selbstbeobachtung

Die Gewöhnungsphase

In dieser Phase gewöhnen Sie sich an die Behandlungsmittel, für die Sie sich gemeinsam mit Ihrem Arzt oder Therapeuten entschieden haben. Ähnlich wie in der Planungs- und Experimentierphase achten Sie auch in dieser Phase auf Wirkungen und Nebenwirkungen der eingesetzten Methoden, zugleich entwickeln Sie Gewohnheiten im Umgang mit diesen Methoden. Immer dann, wenn es um bestimmte Verhaltensweisen geht, die Sie als Schmerzpatientin oder Schmerzpatient erst langsam erlernen müssen, wird sich ein spürbarer Erfolg erst in dieser Gewöhnungsphase einstellen. Das betrifft zum Beispiel

Sie entwickeln Routine im Umgang mit den für Sie geeigneten Behandlungsmethoden

- die längerfristige Anwendung von Medikamenten, die ihre Wirkung erst langfristig erzielen. Die richtige »Einstellung« der Patienten auf ein bestimmtes Medikament, das Herausfinden der richtigen Dosierung kann sich dabei sehr lange (bis zu mehreren

Jahren) hinziehen. Dies ist zum Beispiel der Fall bei den »Basismedikamenten», die bei chronisch-entzündlichen Krankheiten gegeben werden können;

Ihr Befinden verbessert sich durch regelmäßige Anwendung ausgewählter Behandlungsmethoden

- die Häufigkeit und Regelmäßigkeit der Einnahme kurzfristig wirkender Medikamente. Hier geht es darum, einen bestimmten Rhythmus oder eine bestimmte Dosierung bei der Einnahme von Medikamenten einzuhalten;
- psychologische Methoden zur Verbesserung der Entspannungs- und Konzentrationsfähigkeit (☞ Seite 104 ff.). Diese Methoden setzen meist auf einen Gewöhnungs- oder Trainingseffekt, also darauf, dass Sie sich über längere Zeit an vorgegebene Abläufe, Regeln oder Verhaltensmuster halten;
- ☞ physiotherapeutisches Training oder bestimmte sportliche Übungen zur Verbesserung der körperlichen Fitness, der Körperhaltung und bestimmter Bewegungsabläufe. Sie wirken ebenfalls meist nicht unmittelbar, sondern erst durch vielfaches Üben und Praktizieren im Alltag.
- den Umgang mit bestimmten Apparaten zur Schmerzregulation wie zum Beispiel bei ☞ Biofeedback oder bei ☞ Transkutaner Nervenstimulation (TENS), mit denen man längere Zeit Erfahrung machen muss, um sie dann wirksam in den Alltag einbauen zu können.

Wenn Ausdauer und Behandlungsmotivation nachlassen, fallen Sie zurück in die Experimentierphase

Ein wichtiger Punkt in dieser Phase ist Ihre eigene Motivation, begonnene Prozesse in Gang zu halten, auch wenn die Wirkungen nicht mehr so spektakulär wie zu Beginn sind und die Behandlung zusätzliche Zeit und Energie von Ihnen fordert.

Die Optimierungsphase

In der Optimierungsphase geht es darum, das Verhältnis der verschiedenen Behandlungsmethoden optimal aufeinander abzustimmen und zugleich dafür zu sorgen, dass bei all diesen Maßnahmen Ihre Lebensqualität so gut wie möglich erhalten bleibt.

Sie sind nun Experte in eigener Sache

Sie haben mittlerweile herausgefunden, welche Behandlungsmethoden Ihnen helfen und welche nicht. Sie wissen, welche Einflüsse von außen, aber auch welche psychischen Einflüsse Ihren Schmerz lindern oder verstärken können. Sie kennen die Wirkungen und Nebenwirkungen der für Sie geeigneten Medikamente und können sie so auf Ihren Alltag abstimmen, dass das Verhältnis aus Einnahmedosis und Wirkung unter Berücksichtigung der Nebenwirkungen optimal ist. Sie passen Ihre Tagesabläufe so an die Beschwerden an, dass Sie sich so wenig wie möglich überfordern und genügend Kraft finden, um noch weitere gezielte Maßnahmen gegen die Schmerzen zu ergreifen. Bestimmte Verhaltensweisen, die man längere Zeit üben muss, um sie wirklich zu beherrschen (z. B. Konzentrationsfähigkeit, Tiefenentspannung, Körperhaltung, Dehn- und Koordinationsübungen, körperliche Ausdauer) haben Sie mittlerweile lange genug geübt, um sie auch kurzfristig im Alltag je nach Gelegenheit praktizieren zu können. Im günstigen Fall sind Sie in der Lage, Ihre Schmerzen über lange Zeit zu ignorieren, vielleicht sogar zu vergessen und ein einigermaßen normales Leben zu führen. Dies ist eine hohe Kunst, die dann am ehesten gelingt, wenn Sie die verschiedenen Angebote und Methoden zur Behandlung chronischer Schmerzen kennen und souverän damit umgehen können.

Allgemeine Behandlungsempfehlung bei chronischen Schmerzen

Behandlungsmethoden können danach unterschieden werden, an welcher Stelle des Körpers sie den Schmerz und die Schmerzverarbeitung beeinflussen.

1 Es gibt Methoden, die den Schmerz dort lindern oder ausschalten, wo wir ihn empfinden. Beispielsweise führt die Kühlung des verbrannten Fingers in den meisten Fällen sofort zur Linderung der Schmerzen, weil dadurch weniger Schmerzimpulse ausgesendet werden.

2 Es gibt Maßnahmen, die die Schmerzleitung beeinflussen oder unterbrechen, sodass die Nervenimpulse vom schmerzenden Körperteil nicht mehr den Weg zum Gehirn finden. Durch diese Leitungsunterbrechung wird verhindert, dass im Gehirn Signale ankommen, die dort als Schmerz interpretiert werden.

3 Es gibt Methoden, die unmittelbar das Gehirn und die dort ablaufenden Schmerzverarbeitungsprozesse beeinflussen. Dazu zählen zum Beispiel Medikamente, die den Hirnstoffwechsel oder bestimmte Übertragungsprozesse im Gehirn beeinflussen, aber auch psychologische Maßnahmen.

Die Unterteilung der Behandlungsmethoden in die drei Gruppen ist insofern vereinfachend und nicht immer ganz zutreffend, als eine bestimmte Methode meist mehrere verschiedene Wirkungen hat. So wirken manche Schmerzmedikamente nicht nur auf die Weiterleitung der Nervenimpulse zum Gehirn, sondern auch auf die Schmerzverarbeitung dort. Oder die Kühlung eines entzündeten Gelenks wirkt sowohl am Gelenk selbst als auch auf die Weiterleitung zum und die Schmerzverarbeitung im Gehirn.

Aus heutiger Sicht erscheint es sinnvoll und empfehlenswert, bei chronischen Schmerzen diese drei Methodengruppen miteinander zu kombinieren, sodass sie sich in ihrer Wirkung gegenseitig ergänzen.

Ergreifen Sie nach Möglichkeit Maßnahmen gegen chronischen Schmerz auf drei Ebenen:

- dort wo es weh tut,
- auf dem Weg der Schmerzleitung durch den Körper und
- im Gehirn.

Auf diese Weise können Sie verschiedene Wirkungen und Linderungsmechanismen in Ihrer Behandlung sinnvoll miteinander kombinieren.

Die weitere Darstellung der verschiedenen Behandlungsmethoden ist in diesem Sinne geordnet.

Kapitel 4

Beeinflussung der schmerzenden Körperregion

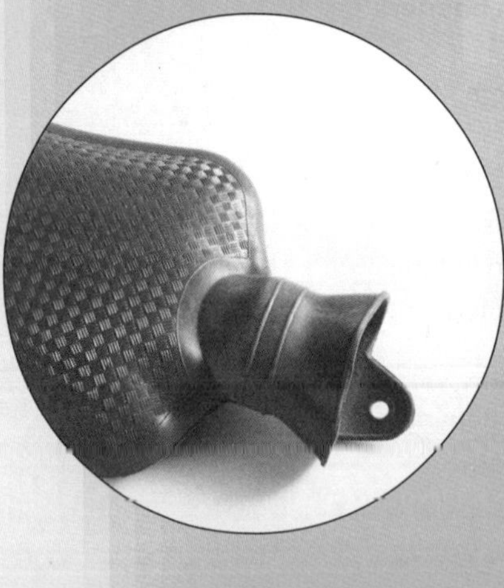

Medikamentöse Therapie

Ein Blick auf die Verkaufszahlen für Schmerzmittel zeigt, dass jeder Bundesbürger pro Woche durchschnittlich mindestens eine Einheit (z. B. eine Tablette) Schmerzmittel zu sich nimmt. Betrachtet man die »Hitliste« der zehn meistverkauften Medikamente, so finden sich darunter bereits sechs gegen Schmerzen. Schmerzmittel sind mit weitem Abstand die Medikamentengruppe, die am häufigsten ohne Rezept verkauft wird. Zu unterscheiden sind frei verkäufliche und rezeptpflichtige Schmerzmittel.

Schmerzmittel zählen zu den meistverkauften Medikamenten

Frei verkäufliche Schmerzmittel

Etwa 70 % aller verkauften Schmerzmittelpackungen werden ohne Rezept direkt in der Apotheke gekauft. Etwa 45 Dosiseinheiten Schmerzmittel konsumiert durchschnittlich jeder Einwohner der Bundesrepublik pro Jahr ohne ärztliche Verordnung, etwa 15 Dosiseinheiten werden verordnet. Bei keiner anderen Arzneimittelgruppe ist der Anteil der ärztlichen Verordnungen am Gesamtaufkommen so gering. Offensichtlich werden Schmerzmittel häufig außerhalb ärztlicher Kontrolle eingenommen. Daraus erwachsen Probleme, da eine unsachgemäße Anwendung zusätzliche körperliche Schwierigkeiten hervorrufen kann.

Die unkontrollierte regelmäßige Einnahme von Schmerzmitteln birgt Gesundheitsrisiken

Unter den frei verkäuflichen Arzneimitteln gibt es Wirkstoffe, die nur schmerzlindernd wirken (z. B. ☞ Paracetamol) und Stoffe, die gleichzeitig auch entzündungshemmende Wirkungen haben (die ☞ »nichtsteroidalen anti-entzündlichen Medikamente« mit der englischen Abkürzung »NSAID«). Diese Mittel wirken vor allem am Schmerzort (»peripher«) und nur vergleichsweise wenig im Gehirn (»zentral«). Nach der

Einnahme verteilen sich die Wirkstoffe nicht gleichmäßig im Körper, sondern erreichen besonders hohe Konzentrationen in stark durchbluteten Geweben wie Leber, Knochenmark, Magenschleimhaut, Niere und in entzündetem Gewebe. Sie hemmen die Entzündungsreaktion des Körpers und die damit verbundene Ausschüttung von Stoffen, die ihrerseits die Schmerzempfindlichkeit erhöhen. Die wichtigsten Wirkstoffe der Gruppe der NSAID sind ☞ Acetylsalicylsäure (ASS) und ☞ Ibuprofen. Sie haben eine kurze Verweildauer im Körper und eignen sich vor allem bei Gelenk- und Muskelschmerzen sowie Kopf- und Zahnschmerzen.

Schmerzmittel mit mehreren Wirkstoffen gelten meist als weniger empfehlenswert

Was sollten Sie bei der Einnahme der wichtigsten frei verkäuflichen Schmerzmittel beachten?

Medikamente, die mehrere Wirkstoffe enthalten, werden von Pharmakologen meist als weniger empfehlenswert bewertet. Von der Liste der meistverkauften Schmerzmittel enthalten zum Beispiel die folgenden mehrere Wirkstoffe: Thomapyrin® (ASS + Paracetamol + Coffein), Spalt-Schmerztabletten® (Paracetamol + ASS), Aspirin forte® (ASS + Coffein), Titralgan® (Phenazon + Paracetamol + Coffein), Vivimed® mit Coffein (Paracetamol + Coffein), Neuralgin® (ASS + Paracetamol + Coffein), Neuranidal® (ASS + Paracetamol + Coffein), Togal® (ASS + Chinin-HCl + Lithiumcitrat) und viele andere. Vitamin C gilt nicht als Wirkstoff, deshalb ist die Kombination mit einem Schmerzmittel unbedenklich.

Die Kombination mit Coffein erhöht das Risiko einer Schmerzmittelabhängigkeit

Insbesondere die Kombination eines NSAIDs mit Coffein wird nicht empfohlen. Die aufmunternde Wirkung des Coffeins trägt dazu bei, dass Patientinnen und Patienten mehr Schmerzmittel nehmen. Das Risiko einer Schmerzmittelabhängigkeit wird dadurch unnötig erhöht.

Die genannten Wirkstoffe sind geeignet, um akute (vorübergehende) Schmerzen zu behandeln. Zur alleinigen Behandlung chronischer Schmerzen eignen sie sich in der Regel nicht. Eine regelmäßige Einnahme dieser Medikamente über einen längeren Zeitraum (Wochen oder Monate) ist therapeutisch nicht sinnvoll. Schon wenn Sie alle zwei bis drei Tage ein Schmerzmittel nehmen, erhöht sich die Gefahr unerwünschter Nebenwirkungen und langfristiger Organschädigungen. Suchen Sie in diesen Fällen lieber einen Arzt auf.

Verwendung und Risiken einzelner Wirkstoffe

Acetylsalicylsäure (ASS) (z. B. ratiopharm ASS Brausetabletten, Aspirin®): Die Tabletten sollten immer mit viel Flüssigkeit eingenommen werden, da so die magenschleimhautschädigende Wirkung der Säure vermindert werden kann. Brausetabletten eignen sich daher besser als zum Beispiel Kautabletten. Die gelegentliche Zugabe von Vitamin C ist vor allem zur Werbung gedacht, sie verteuert das Medikament, ist therapeutisch aber ohne Bedeutung. Eine länger andauernde Einnahme von ASS kann zu Blutbildveränderungen und Beeinträchtigungen der Blutgerinnung führen. Wenn nach der Einnahme des Mittels verstärkt Magen-Darm-Probleme auftreten, sollten Sie statt ASS eher ☞ Paracetamol einnehmen. Für Kinder und Jugendliche bis zum Alter von 19 Jahren sowie Frauen in den letzten Schwangerschaftsmonaten und in der Stillzeit wird ASS nicht empfohlen, alternativ steht auch hier ☞ Paracetamol zur Verfügung. Bei andauernden Schmerzen sollten Sie über einen Zeitraum von drei bis vier Tagen nicht mehr als 3 Gramm ASS täglich einnehmen.

Die langfristige und regelmäßige Einnahme von ASS kann zu Magen-Darm-Schäden und Blutbildveränderungen führen

Ibuprofen (z. B. Aktren® Dragees und Brausegranulat, Dismenol N® Filmtabletten, Dolormin® Filmtabletten, Ibu-Vivimed® Filmtabletten): Vorsicht ist geboten, wenn Sie bereits an Asthma, Nierenfunktionsschäden, Blutarmut, Bluthochdruck, Magen- oder Zwölffingerdarmsgeschwüren oder chronischer Magenschleimhautentzündung leiden. In niedriger Dosierung wirkt es vor allem schmerzlindernd, in höherer Dosierung anti-entzündlich. Bei regelmäßig auftretenden Menstruationsbeschwerden hat es sich bewährt. Pro Tag sollten Sie ohne ärztliche Rücksprache nicht mehr als 1,2 Gramm Wirkstoff zu sich nehmen.

Paracetamol wird bei Kindern bevorzugt

Paracetamol (z. B. ben-u-ron®-Tabletten und Zäpfchen, Paracetamol ratiopharm® Tabletten und Zäpfchen, Sinpro N® Pulver und Tabletten, Paracetamol Stada Tabletten®): Paracetamol kann ebenso wie ASS allergische Reaktionen auslösen. In diesen Fällen sollten Sie den Arzt aufsuchen und nach Alternativen suchen. Es gilt als das Schmerzmittel der Wahl für Kinder. Wegen der fehlenden anti-entzündlichen Wirkung ist Paracetamol bei tumorbedingten Knochen- und Weichteilschmerzen kaum wirksam. Erwachsene sollten nicht mehr als 3 bis 4 Gramm pro Tag zu sich nehmen. Ab 8 Gramm täglich ist die Gefahr eines Leberschadens deutlich erhöht. Bei einer Vorschädigung der Leber ist Paracetamol nicht zu empfehlen.

Salben mit pflanzlichen Wirkstoffen: Salben sind insbesondere bei rheumatischen Schmerzen weit verbreitet. Beliebt sind vor allem hautreizende Salben, die meist zur Überwärmung der schmerzenden Körperregion eingesetzt werden. Sie können schmerzlindernd sein, wenn kein unmittelbarer Entzündungsprozess vorliegt. Im Falle entzündungsbedingter Schmerzen verstärken erwärmende Salben eher die Schmerzempfindung. Der Nutzen von entzündungshemmenden Mitteln, die auf die schmerzende Körperstelle aufgetragen werden, ist umstritten. Einreibemittel mit *Arnika* sind bei rheumatischen Schmerzen weniger geeignet, weil sie gehäuft Allergien hervorrufen. Die Wirksamkeit entzündungshemmender Rheumamittel, die äußerlich angewendet werden, ist wissenschaftlich nur schwach belegt. Die Mittel eignen sich höchstens zur unterstützenden Behandlung. Die Behandlung entzündlicher Gelenkschmerzen kann durch äußerlich anwendbare Mittel mit *Teufelskrallenextrakt* unterstützt werden. Die Kombination von hautreizenden und entzündungshemmenden pflanzlichen Mitteln hat sich als nicht hinreichend wirksam erwiesen.

Wirksamkeit entzündungshemmender Salben ist wissenschaftlich nur schwach belegt

4

Verschreibungspflichtige Schmerzmittel

Verschreibungspflichtige (rezeptpflichtige) Schmerzmittel sind in der Regel durch eine stärkere oder länger andauernde Wirkung gekennzeichnet. Man kann aber nicht davon ausgehen, dass die schmerzlindernde Wirkung eines verschreibungspflichtigen Mittels in jedem Fall stärker ist als das eines frei verkäuflichen. Die Wirkung hängt vielmehr von dem schmerzauslösenden Mechanismus im Körper ab. So kann zum Beispiel ☞ ASS bei entzündlichen Schmerzen durchaus wirksamer sein als ein verschreibungspflichtiges Mittel, das eher im Gehirn als am Ort der Entzündung wirkt. Auch sind die unerwünschten Nebenwirkungen der verschreibungspflichtigen Mittel nicht immer stärker als die der frei verkäuflichen. Beispielsweise kann der ständige Gebrauch von ☞ ASS oder eine Überdosierung von ☞ Paracetamol zu erheblichen Gesundheitsrisiken führen.

Verschreibungspflichtige Schmerzmittel sind nicht grundsätzlich wirksamer als frei verkäufliche

Häufig verschrieben werden bei mittelstarken bis starken Schmerzen so genannte schwache ☞ Opioide, die vor allem im Gehirn ihre Wirkung entfalten. Einige Medikamente enthalten auch eine Kombination von NSAIDs und Codein, einem schwachen Opioid.

Welche Schwierigkeiten können im Umgang mit verschreibungspflichtigen Schmerzmedikamenten auftreten?

Halten Sie sich an die Einnahmevorschriften

Im Umgang mit verschreibungspflichtigen Medikamenten sollten Sie sich streng an die ärztlichen Vorschriften halten. Sie bergen vor allem dann Risiken, wenn Sie sich nicht an die Einnahmevorschriften halten, zum Beispiel

- lesen Sie den Beipackzettel und sind von den Nebenwirkungen und Risiken des Mittels überrascht. Aus Angst beschließen Sie, es nicht mehr in der empfohlenen Dosierung zu nehmen.
- setzen Sie das Mittel wieder ab, sobald die Symptome verschwunden oder zumindest spürbar gelindert sind. Dies kann beispielsweise problematisch sein bei Medikamenten, die langfristig schmerzhafte Entzündungsprozesse beeinflussen.
- nehmen Sie immer dann Mittel, wenn Sie Schmerzen haben. Auf diese Weise macht Ihr Körper die Erfahrung, dass das Auftreten von Schmerzen mit der Einnahme des Mittels verknüpft ist. So kann sich die Wirkung auch umkehren: die Einnahme von Schmerzmitteln wird zum Auslöser für neue Schmerzen.
- achten Sie weniger aufmerksam auf Warnzeichen, die sich durch den fortgesetzten Verbrauch von Schmerzmitteln ergeben.

Ganz gleich, was Sie veranlasst, den vom Arzt empfohlenen Weg zu verlassen und weniger oder mehr oder andere Medikamente als vorgeschrieben einzunehmen, haben Sie den Mut und teilen Sie Ihrem Behandler Ihre Abweichungen offen mit! Es ist in der Regel zu Ihrem Schaden, wenn Ihr Arzt die medikamentöse Behandlung deshalb verändert, weil Sie die Einnahmevorschriften nicht eingehalten haben.

Teilen Sie Ihrem Arzt mit, wenn Sie die Einnahmevorschriften für Ihre Medikamente nicht befolgt haben

4

Häufig verschriebene Schmerzmittel

Metamizol (z. B. Novalgin®): Die Substanz kann bei akuten oder chronischen starken Schmerzen eingenommen werden. Sie wirkt nicht entzündungshemmend. Bevorzugtes Anwendungsgebiet sind krampfartige Schmerzen, aber auch bei hohem Fieber ist die Anwendung möglich, wenn andere Maßnahmen erfolglos bleiben. Durch die Anwendung von Metamizol können Überempfindlichkeitsreaktionen wie Hautreaktionen ausgelöst werden, als weitere Nebenwirkungen werden asthmatische Zustände und Blutdruckabfall genannt. Ebenso können Nierenfunktionsstörungen auftreten, die mit verminderter Harnausscheidung einhergehen. Nicht angewendet werden darf die Substanz bei Störungen der Knochenmarksfunktion oder anderen Erkrankungen des blutbildenden Systems, bei schwangeren Frauen und stillenden Müttern sowie Kindern unter drei Monaten.

Diclofenac (z. B. Voltaren®): Der Wirkstoff wird vor allem bei Gelenkentzündungen (Arthritis) und anderen dauerhaften schmerzhaften Entzündungen eingesetzt. Nicht angewendet werden sollte Diclofenac bei Blutbildungsstörungen und Vorschädigungen der Magenschleimhaut sowie Geschwüren im Magen-Darm-Bereich. Es gelten ähnliche Einschränkungen wie bei ☞ Ibuprofen, nämlich Zurückhaltung bei Asthma bronchiale, Bluthochdruck und Leber- und Nierenerkrankungen. Für Kinder, Frauen in den letzten Schwangerschaftsmonaten und in der Stillzeit wird Diclofenac nicht empfohlen. Für die Dauertherapie werden häufig so genannte Retard-Tabletten verschrieben (☞ Seite 58), die nur alle 12 Stunden genommen werden müssen.

Die schmerzlindernde Wirkung des Medikaments sollte immer gegen das Nebenwirkungsrisiko abgewogen werden

Naproxen (z. B. Proxen®): Das Mittel wird bei akuten und chronischen Schmerzzuständen, Menstruationsschmerzen und Gichtanfällen eingesetzt. Im Vergleich zu Diclofenac wird es bei älteren Patienten und bei Patienten mit eingeschränkter Leber- und Nierenfunktion bevorzugt. Die Einschränkungen und Risiken entsprechen denen von Diclofenac. In niedriger Dosierung ist das Mittel apothekenpflichtig, in höherer Dosierung (ab 250 Milligramm) verschreibungspflichtig.

Piroxicam (Felden®): Anwendungsbereiche sind vor allem chronisch entzündliche schmerzhafte Erkrankungen der Knochen, Sehnen und Muskeln und die Gicht. Piroxicam verweilt lange im Körper. Dadurch ist insbesondere bei Störungen der Ausscheidungsorgane (Darm, Blase) das Risiko erhöht, dass sich die Substanz im Körper anreichert. Dies wiederum kann zu Störungen im Magen-Darm-Bereich (Blutungen mit der Folge einer Blutarmut) und den Nieren führen. Außerdem sind Überempfindlichkeitsreaktionen in Form von Hautreaktionen, Atemwegsverkrampfungen und Blutdruckabfall beobachtet worden. Weitere Nebenwirkungen sind Übelkeit, Durchfälle und Wasseransammlungen im Gewebe (Ödeme). Nicht angewendet werden sollte Piroxicam bei Blutbildungsstörungen, Schädigungen der Magenschleimhaut und Geschwüren im Magen-Darm-Bereich, im letzten Drittel der Schwangerschaft und in der Behandlung von Kindern.

Celecoxib (Celebrex®), **Rofecoxib** (Vioxx®) oder **Valdecoxib** (Bextra®): Anwendungsbereiche für diese »selektiven COX-2-Hemmer« sind schmerzhafte und entzündliche Prozesse an Knochen, Sehnen und Muskeln. Die schmerzhemmende Wirkung kann etwas schwächer als die anderer ☞ NSAIDs sein, allerdings ist das Risiko der Schädigung der Magen-Darm-Schleimhaut und damit verbundener Komplikationen geringer als bei den anderen Präparaten dieser Gruppe. Diese bessere Verträglichkeit ist ein wichtiger Vorteil gerade bei der dauerhaften Anwendung entzündungshemmender Mittel. Als Nebenwirkungen werden neben Hautreaktionen psychische Beschwerden und Magen-Darm-Störungen genannt, die sich in Form von Sodbrennen, Übelkeit, Verstopfung oder Blähungen äußern können. Zusätzlich können Atemnot, Bluthochdruck, Gewichtszunahme, Ohrgeräusche und Muskelkrämpfe auftreten. Blutwerte können sich verändern, zudem sind Komplikationen im Bereich des Herzens vergleichsweise häufig. Eine Anwendung bei schwangeren Frauen und stillenden Müttern sollte unterbleiben.

COX-2-Hemmer – bei entzündlichen Schmerzen wegen geringerer Magen-Darm-Probleme häufig bevorzugt

Flupirtin (Katadolon®): Noch nicht ganz aufgeklärt ist der Wirkmechanismus des Schmerzmittels Flupirtin. Das Mittel zählt weder zu den fiebersenkenden, noch zu den zentral wirkenden Schmerzmitteln, auch wenn eine zentrale und eine muskelentspannende Wirkung für wahrscheinlich gehalten wird. Sein Vorteil liegt darin, dass es bei guter Wirksamkeit – anders als die NSAIDs – auch bei längerer Einnahme keine Magengeschwüre auslöst und auch kein Gewöhnungs- oder Suchtrisiko besteht. Problematisch ist aber, dass der Wirkmechanismus (und damit die Art des Schädigungsrisikos) relativ wenig bekannt ist.

Koanalgetika

Koanalgetika beeinflussen stärker die jeweiligen Schmerzursachen als reine Schmerzmedikamente

Koanalgetika sind Medikamente, die nicht primär zur Schmerzbehandlung entwickelt wurden, sondern zur Behandlung bestimmter schmerzhafter Erkrankungen. Sie greifen in einen bestimmten, für eine bestimmte Erkrankung typischen Mechanismus der Schmerzverursachung ein. Folglich beschränkt sich ihr Nutzen auf bestimmte Störungen und schmerzverursachende Mechanismen. Zur allgemeinen Schmerzbehandlung eignen sie sich jedoch nicht.

Beispielsweise wirkt das Schilddrüsenhormon *Calcitonin* dem Knochenabbau entgegen. Patienten mit Osteoporose, die an einem fortschreitenden, meist mit Schmerzen verbundenen Knochenabbau leiden, erfahren durch die Einnahme dieses Mittels daher meist auch eine Schmerzlinderung.

Andere Mittel (z. B. so genannte *Triptane*) beeinflussen die Freisetzung des Überträgerstoffes Serotonin im Gehirn und lassen sich sehr wirksam zur Behandlung von Migräne einsetzen. Auch hier geht es nicht darum, nur den Schmerz zu lindern oder auszuschalten. Ziel ist es vielmehr, den Auslöse- und Verstärkungsmechanismus der Krankheit zu stören und dadurch den Schmerz zu beeinflussen.

Auch ☞ *Psychopharmaka* und *Cortison* können den Koanalgetika zugeordnet werden, weil sie nicht primär den Schmerz, sondern schmerzauslösende oder -verstärkende Erregungsprozesse beeinflussen.

Für Sie als Patientin oder Patient ist die Unterscheidung zwischen Schmerzmitteln und Koanalgetika nicht unwichtig. Wenn das Koanalgetikum den schmerzverursachenden oder schmerzauslösenden Prozess positiv beeinflusst, müssen Sie vermutlich konsequenter auf die vorschriftsmäßige Einnahme achten als zum Beispiel bei einem Schmerzmittel, das Sie bedarfsabhängig nehmen können. Informieren Sie sich also genau bei Ihrer Ärztin oder Ihrem Arzt, in welchem Umfang das verschriebene Mittel den schmerzverursachenden Krankheitsprozess (z. B. den Knochenabbau) beeinflusst.

Informieren Sie sich, inwiefern Medikamente Krankheitsprozess und -ursachen beeinflussen

Welche Form der Medikamenteneinnahme ist geeignet?

Nicht nur der Wirkstoff selbst, sondern auch die Form, in der Sie Medikamente einnehmen, kann Einfluss auf die Intensität und Dauer der Wirkung haben. Es gibt Arzneimittel mit unterschiedlicher Verweildauer des Wirkstoffs im Körper und unterschiedlichen Zubereitungs- und Darreichungsformen, die Sie am besten gemeinsam mit Ihrer Ärztin oder Ihrem Arzt auf Ihre persönliche Situation abstimmen. NSAIDs mit langer Verweildauer im Körper sind zum Beispiel bei älteren Menschen mit einem erhöhten Nebenwirkungsrisiko verbunden.

Sehr verbreitet sind Tabletten und Filmtabletten (letztere mit einem dünnen Überzug meist zur Geschmacksverbesserung), die neben dem Wirkstoff noch wirkungslose Hilfsstoffe enthalten. Filmtabletten und Tabletten sollten Sie nur dann teilen (zerbrechen), wenn der Hersteller dies auch vorgesehen hat. Dies können Sie an der oder den Bruchrillen auf der Tablette erkennen. Andernfalls besteht die Gefahr, dass Wirkstoffe im Körper zu schnell freigesetzt werden und nicht an die Stelle im Darm gelangen, an der sie optimal vom Körper aufgenommen werden.

Tabletten nur teilen, wenn der Hersteller des Medikaments dies ausdrücklich vorsieht

Teilen Sie nie Retard-Tabletten, um die Dosis zu verringern!

Um eine gleichmäßig hohe Konzentration des Wirkstoffs im Blut zu erreichen, eignen sich retardierte Tabletten bzw. *Retard-Tabletten.* Sie geben den Wirkstoff langsam und gleichmäßig an den Körper ab. Vorteilhaft sind sie auch dann, wenn Ihnen die regelmäßige Einnahme Ihrer Medikamente im Tagesverlauf oder in der Nacht Probleme bereitet. Retard-Tabletten sollten Sie auf keinen Fall aus Gründen der Sparsamkeit oder der Verlängerung der Wirkungsdauer teilen.

Eine Alternative zur Tablettenform können Tropfen sein. Ihr Vorteil wird darin gesehen, dass die Menge der Wirksubstanz sehr individuell dosiert werden kann. In der medikamentösen Schmerztherapie, vor allem aber bei der Behandlung einer Schmerzmittelabhängigkeit, werden mitunter so genannte Schmerzcocktails verwendet. Das sind kleine Gläschen mit einer Flüssigkeit, die eine für die Patienten unbekannte Menge an Schmerzmittel enthalten. Diese Form der Darreichung hat den Vorteil, dass für schmerzmittelabhängige Patienten der enge Zusammenhang zwischen der Schmerzmitteleinnahme und dem Schmerz unübersichtlicher und dadurch auch schwächer wird. So kann sich die Abhängigkeit zurückbilden.

Will man Magen und Darm schonen, eignen sich Anwendungsformen wie Arzneipflaster, die den Wirkstoff über die Haut abgeben.

Schließlich kann der Magen auch durch Zäpfchen bzw. Suppositorien geschont werden, die in den Darm eingeführt werden.

Physikalische Anwendungen: Wärme, Kälte, Bestrahlung

Physikalische Therapie ist eine Sammelbezeichnung für Methoden, die durch die Veränderung der physikalischen Umwelt wirken. Gemeint ist die Beeinflussung der schmerzenden Körperregion durch Wärme oder Kälte (z. B. durch warmes oder kaltes Wasser in Form von Bädern, Kälte- oder Wärmekammern, Güssen, Packungen), mechanische Einwirkungen (z. B. Massagen, Dehnungsbehandlungen), elektrische Ströme (z. B. hoch- oder niederfrequente Elektrotherapie). Passive physikalische Therapien werden sehr häufig in der Behandlung von Patienten mit chronischen Schmerzen an Muskeln und Gelenken eingesetzt. Außerdem gehören sie zum Selbsthilferepertoire jedes Patienten und werden daher auch häufig ohne ärztliche Verordnung im Alltag angewendet.

Passive physikalische Anwendungen am häufigsten bei rheumatischen Beschwerden

Was wissen wir über die Wirksamkeit?

Die Wirksamkeit der verschiedenen physikalischen Therapiemethoden kann nicht pauschal bewertet werden. Obwohl die Methoden bei Schmerzen an Gelenken und Muskeln tagtäglich zigtausendfach angewendet werden, existieren nur vergleichsweise wenige kontrollierte Untersuchungen für bestimmte Krankheiten und Beschwerdebilder, die auch ihre langfristige Wirksamkeit belegen. In der Praxis haben sich Kälteanwendungen bei Entzündungsschmerzen und Wärmeanwendungen bei nichtentzündlichen Schmerzen an den Muskeln und Sehnen und Verdauungsbeschwerden bewährt. Wirksamkeitsnachweise existieren aber auch für die Behandlung ausgedehnter nichtentzündlicher rheumatischer Schmerzen (Fibromyalgie-Patienten) mit Hilfe einer Kältekammer. Hier kommt

Bei chronisch-entzündlichen Schmerzen helfen meist Kälteanwendungen

es vereinzelt auch zu andauernden Effekten. Vergleichsweise schwache Wirksamkeitsnachweise liegen für Reizstrombehandlungen vor. Die Wirksamkeit der Magnetfeldtherapie ist nicht ausreichend wissenschaftlich untersucht.

Bei Patienten mit schmerzhaften chronisch-entzündlichen Erkrankungen wie zum Beispiel rheumatoider Arthritis eignen sich in der Regel Kälteanwendungen am Schmerzort (dort wo es weh tut), da die Kälte einerseits die örtliche Entzündungsreaktion abschwächt, andererseits konkurriert die Erregungsleitung für Entzündungsschmerzen mit der Erregungsleitung für Kältereize (☞ Grundlagen des Schmerzempfindens). So verschwindet die Schmerzempfindung quasi hinter der Kälteempfindung, zumal auch das Gehirn Kälte- und Schmerzempfindungen nicht gleichzeitig intensiv verarbeiten kann.

Wärme lindert oft nichtentzündliche verspannungs- oder verkrampfungsbedingte Schmerzen an Muskeln oder inneren Organen

Patienten mit nicht entzündlichen Beschwerden an Muskeln und Sehnen profitieren häufiger von Wärmeanwendungen wie Schwimmen in warmem Wasser oder Infrarot-Bestrahlungen oder von Elektrotherapie mit elektrischen Strömen unterschiedlicher Frequenz. Die Anwendungen unterscheiden sich vor allem darin, in welcher Dichte und Frequenz die abgestrahlten Wellen auf die schmerzende Stelle auftreffen. Je nachdem werden jeweils unterschiedlich tiefe Schichten des Gewebes durch die Strahlen angeregt. Die schmerzlindernde Wirkung entsteht bei hochfrequenten Bestrahlungen dadurch, dass Muskel- und Bindegewebsschichten erwärmt und dadurch gelockert werden.

Welche Schwierigkeiten können dabei auftreten?

Wie bei anderen Behandlungsmethoden hängt die Wirkung wesentlich von der Dosierung ab. Zu intensive (Wärme-)Bestrahlungen können das Gewebe schädigen ebenso wie zu lange andauernde Kälteanwendungen. Bei schwach dosierten Kurzwellenbestrahlungen, die tiefere Gewebsschichten erreichen, kann es vorkommen, dass Sie als Patient kaum etwas oder auch gar nichts spüren. Das sollte aber für Sie kein Anlass sein, die Reizstärke immer weiter zu erhöhen. Physikalische Anwendungen in Form von Bestrahlungen oder intensiven Kälteanwendungen sollten zumindest zu Beginn durch Experten vorgenommen und in ihrer Dosierung und Wirkungsweise auch erläutert werden.

Massage

Es gibt verschiedene Arten von Massage, die aber alle von mechanischen Druck-, Streich- oder Zugbewegungen ausgehen. Massiert werden je nach Krankheitsbild vor allem Muskeln, Bindegewebe und Bänder, aber auch Lymphgefäße. Durch die Massage wird vor allem eine Lockerung und Erwärmung der Haut und Muskulatur erreicht. So wirkt sie spannungsausgleichend auf angespannte bzw. verhärtete oder erschlaffte Muskulatur. Zugleich vermitteln Massagen häufig ein allgemeines Entspannungsgefühl über die Körperregion hinaus. Sowohl die Wirkung am Ort der Massage als auch die allgemeine Entspannungswirkung können zur Schmerzlinderung beitragen. Von einer »Entgiftung« oder »Entschlackung« durch Massage, wie dies mitunter herausgestellt wird, kann jedoch nicht die Rede sein.

Massagen können entspannend und schmerzlindernd wirken

Massage wird häufig verordnet bei chronischen oder immer wiederkehrenden Rücken- und Schulterschmerzen mit oder ohne Ausstrahlung in Arme oder Beine, zum Beispiel als Folge von Gelenkarthrose und schmerzhaften Muskelerkrankungen, insbesondere wenn sie mit Muskelverhärtungen einhergehen.

Neben der klassischen Massage existieren noch andere Behandlungsangebote, die über körperliche Berührungen entspannend oder schmerzlindernd wirken. Im Rahmen ☞ alternativer Behandlungsangebote werden körperliche Berührungen und Massagen vereinzelt auch mit zum Teil fragwürdigen Deutungen der Abläufe (z. B. »Aktivieren von Energiefeldern«) kombiniert.

Was wissen wir über die Wirksamkeit?

Der schmerzlindernde Effekt von Berührung und Massage auf Schmerzen ist gut bekannt und auch wissenschaftlich belegt. In den wissenschaftlichen Datenbanken existieren zurzeit mehr als 5.500 Beiträge zur Praxis und Wirksamkeit von Massage. Etwa jeder zehnte Beitrag bezieht sich auf den Einsatz von Massage bei Schmerzpatienten. Die Ergebnisse ergeben das folgende Bild:

Die Massagewirkung dauert meist nur kurz an

- Massage führt bei vielen Patienten mit chronischen Schmerzen zu spürbarer Schmerzlinderung; die Wirkung dauert aber in vielen Fällen nur kurz an.
- Massage scheint in mehreren Untersuchungen der physikalischen Therapie (z. B. der Bestrahlung, Wärmeanwendungen) überlegen zu sein.
- Methoden, die gezielt die Nervenleitung von Schmerzen beeinflussen (z. B. ☞ TENS), scheinen im Durchschnitt mindestens ebenso effektiv zu sein wie Massage.

- Die Ergebnisse zur Wirksamkeit von Massage sind jedoch nicht einheitlich. Die nachgewiesenen Wirkungen hängen ab von der jeweiligen Diagnose, von der Art der Massage und von Behandlungen, die zum Vergleich herangezogen werden.
- Zur Wirksamkeit der Massageformen, die an der Traditionellen Chinesischen Medizin orientiert sind, liefern internationale Datenbanken kaum Ergebnisse aus kontrollierten wissenschaftlichen Studien. Ganz überwiegend basieren die Angaben zur Wirksamkeit auf den persönlichen Erfahrungen der Anbieter.

Welche Schwierigkeiten können dabei auftreten?

Massagen lösen nicht selten auch den Wunsch nach immer weiteren Massagen aus. Dies kann dazu beitragen, dass Sie als Patient aktive Selbsthilfemethoden vernachlässigen und Schmerzlinderung nur noch passiv als »von außen kommend« erleben. Sie können dieser Entwicklung begegnen, indem Sie (passive) Massagen immer mit aktiven Maßnahmen (z. B. Gymnastik) koppeln, sodass Ihr Körper die Massage quasi als Belohnung für die vorangehende Anstrengung empfindet.

Passive Behandlung chronischer rheumatischer Schmerzen sollte möglichst mit aktiven Maßnahmen kombiniert werden

Mitunter erzeugen Massagen auch zusätzliche Schmerzen, die noch über die Massage hinaus andauern können. Ein zusätzlicher Schmerz ist jedoch keine Bedingung dafür, dass die Massage wirkt. Geben Sie in diesen Fällen Rückmeldung und stimmen Sie die Art, die Intensität und die Dauer der Massage gemeinsam mit dem Masseur oder der Masseurin auf Ihre persönlichen Bedürfnisse ab.

Manuelle Therapie/Chirotherapie

Manuelle Therapie (= Therapie mit der Hand) wird von Ärzten und Physiotherapeuten angeboten, die in Blockierungen der Gelenke und in Störungen der Gelenkfunktionen die wesentlichen Ursachen für viele unterschiedliche Schmerzprobleme sehen. Welche Blockierungen als Ursache in Frage kommen, wird in diagnostischen Untersuchungen festgestellt. Dazu werden die Bewegungsabläufe und Bewegungseinschränkungen geprüft. Häufig gehen Manualtherapeuten auch davon aus, dass die Ursachen für Schmerzen an ganz anderen Körperstellen sind als dort, wo die Schmerzen empfunden werden. In diesen Fällen spricht man von »Schmerzprojektion«. Entsprechend drücken oder ziehen Manualtherapeuten gegebenenfalls auch an Gelenken oder Körperstellen, die auf den ersten Blick nichts mit dem Schmerz zu tun haben.

Die manuelle Therapie beinhaltet Mobilisations- und Manipulationstechniken. Mobilisation bedeutet, dass der Therapeut oder die Therapeutin unbewegliche Gelenke langsam und gleichmäßig beispielsweise durch Zugbewegungen oder durch kontrollierte Bewegungen des Patienten wieder beweglich macht. Bei der Manipulation wird ein »gestörtes Gelenk« durch eine schnelle (ruckartige) Druck- oder Zugbewegung in eine veränderte Lage gebracht. Dabei darf keinesfalls in die schmerzauslösende Richtung manipuliert werden. Manipulationstechniken dürfen nur von Ärzten ausgeführt werden.

Ruckartige Manipulationen bergen größere Risiken als langsam ausgeführte Mobilisationen

Was wissen wir über die Wirksamkeit?

Trotz der weiten Verbreitung manueller Techniken liegen bisher zu wenig kontrollierte Untersuchungen vor, um verlässliche allgemein Aussagen zu machen. Die langfristige Wirksamkeit dieser Methode bei chronischen Schmerzen ist nicht nachgewiesen.

Langfristige Wirksamkeit bei chronischen Schmerzen wissenschaftlich nicht hinreichend belegt

Welche Schwierigkeiten können dabei auftreten?

Die Manipulation von Gelenken der Wirbel, insbesondere wenn es sich um so sensible Bereiche wie die Halswirbelsäule handelt, ist nicht ganz ohne Risiko. Vereinzelt gibt es Hinweise darauf, dass es in der Folge des Einrenkens von Halswirbeln zu andauernden Lähmungen des Körpers gekommen ist. Die Sprecher der Interessenverbände sehen darin Ausnahmen einer ansonsten wirksamen Behandlungsmethode. Dennoch sollte man sich fragen, ob die »Philosophie« der manuellen Therapie des Lösens von Gelenkblockaden durch das Verschieben der Gelenke oder Wirbel tatsächlich auch den körperlichen Verhältnissen entspricht. Wenn immer wieder »Wirbel herausspringen«, dann ist das kurzfristige Verschieben der Gelenke bzw. ihrer Teile (insbesondere die ruckartige Manipulation) in aller Regel nicht sinnvoll. Manipulationen sind nicht nur unwirksam, sondern sie können auch schädlich sein bei entzündlichen Muskel- und Gelenkerkrankungen, Verletzungen von Knochen, Muskeln und Bindegewebe, Knochentumoren, Osteoporose, schmerzhaften Bandscheibenvorfällen, Schmerzen aufgrund zusammengedrückter Blutgefäße, verschleiß- und abbaubedingten Veränderungen an den Gelenken (Arthrosen) und bei wiederkehrenden Blockierungen des gleichen Gelenks.

Aktive Maßnahmen: Krankengymnastik (Physiotherapie) und Bewegungstherapie

Bedeutung konsequent durchgeführter Haltungs- und Bewegungsübungen oft unterschätzt

Krankengymnastik und Bewegungstherapie stellen die Körperhaltung und Bewegungsabläufe in den Mittelpunkt der Behandlung. Meist wird angenommen, dass eine aufrechte Körperhaltung, funktionierende Bewegungsabläufe, das richtige Zusammenspiel der gesamten Körpermuskulatur und ein guter Trainingszustand wichtige Voraussetzungen für Schmerzfreiheit am Bewegungssystem (Knochen, Sehnen, Muskeln) sind. Anders als in der physikalischen Therapie oder der Chirotherapie ist die aktive Mitarbeit der Patientinnen und Patinten gefragt. In der Praxis wird die Bedeutung regelmäßiger krankengymnastischer und bewegungstherapeutischer Behandlungsmethoden und Eigenübungen von vielen Patientinnen und Patienten, teilweise aber auch von Experten unterschätzt.

Physiotherapie – für viele chronische Schmerzprobleme die wichtigste Anlaufstelle
Krankengymnastinnen und Krankengymnasten (Physiotherapeuten) sind die Berufsgruppe, die sich in ihrer Ausbildung am gezieltesten und ausführlichsten auf langfristig wirksame Methoden zur Schmerzlinderung durch Haltungs- und Bewegungskorrekturen vorbereitet haben. Dadurch sind sie vor allem bei chronischen Schmerzen an Muskeln und Gelenken die vielleicht wichtigste Behandlergruppe. Leider erfahren Sie als Patientin oder Patient mit chronischen Schmerzen diese besondere Bedeutung der Physiotherapie nicht immer im notwendigen Umfang, weil im medizinischen Versorgungssystem die medikamentöse

Behandlung häufig Vorrang hat. Manche Patientinnen und Patienten sehen daher in diesen Methoden nur eine mühsame Ergänzung, die sie sich vielleicht auch sparen können. Da aktive Physiotherapie außerdem noch anstrengend ist und regelmäßig Zeit zu Üben erfordert, wird sie von Patientinnen und Patienten immer wieder gern »vergessen«. Aus Sicht Ihres Körpers ist dies jedoch die falsche Entscheidung, weil durch aktive Physiotherapie vielfach nicht nur der Schmerz selbst, sondern auch einige seiner Ursachen behandelt werden.

Das sollten Sie über chronische Schmerzen an Gelenken und Muskeln wissen, wenn Sie Physiotherapie in Anspruch nehmen

Chronische Schmerzen an Muskeln und Gelenken durch fehlerhafte Körperhaltungs- und Bewegungsmuster

Schmerzen am Bewegungsapparat entstehen häufig aufgrund zahlloser Wiederholungen von bestimmten Bewegungsabläufen. Nicht eine einzelne Bewegung oder eine einzelne Drehung oder ein plötzliches »Verheben« verursacht einen chronischen Schmerz, sondern ein Bewegungsmuster, das über längere Zeit immer wieder (d. h. mehrere tausend- oder zigtausendmal!) ausgeführt wurde. Die einzelne Bewegung (z. B. eine plötzliche Körperdrehung) sorgt vielleicht dafür, dass ein Schmerz (z. B. durch einen Bandscheibenvorfall) ausgelöst wird. Die Auslösung wird jedoch fast immer dadurch begünstigt, dass bestimmte Körperregionen durch Körperhaltungen oder Bewegungen zuvor geschwächt oder vorgeschädigt wurden.

Unbewusst bzw. automatisch ablaufende schmerzverstärkende Verhaltensweisen verändern sich nur durch langes, regelmäßiges Training

Viele der problematischen (schmerzfördernden) Körperhaltungen und Bewegungen funktionieren unbewusst. Wir denken also im Allgemeinen nicht mehr darüber nach, wie wir zum Beispiel stehen, sitzen oder liegen, wir tun es einfach. Ein erster Schritt zur Veränderung dieser unbewussten Haltungen und Bewegungen ist es, sich diese durch Beobachtung und Analyse bewusst zu machen. Allerdings scheint allein das Bewusstmachen unbewusster Prozesse (z. B. zu verstehen, warum die Nackenmuskulatur sich in bestimmten Situationen unwillkürlich anspannt) relativ unwirksam zu sein.

Entscheidend ist die praktische Routine. Eingefahrene unbewusste Körperhaltungen und Bewegungen hinterlassen ihre Spuren quasi als Programme im Gehirn durch die tägliche Praxis. Erst durch Einüben einer neuen Routine können sich neue Programme gegen die bestehenden durchsetzen. Um tausendfach eingeübte Bewegungsmuster verändern zu können, ist also die Wiederholung des Verhaltens im Alltag entscheidend. Bewegungsübungen, die sich auf die Zeit mit dem Therapeuten oder der Therapeutin beschränken, reichen meist nicht aus.

Bei der Behandlung chronischer Schmerzen am Bewegungssystem werden meist ganze Haltungs- und Bewegungsmuster verändert, also nicht nur ein einzelner Muskel und auch nicht nur eine einzelne Bewegung. Wenn Sie zum Beispiel gehen, dann sind davon nicht nur Ihre Füße betroffen, sondern auch die Muskel- und Sehnenspannung in Ihren Knien, Hüftgelenken, im Becken und in der Wirbelsäule. Das isolierte Training einzelner Muskeln (wie z. B.

beim Bodybuilding) wird daher nur in Ausnahmefällen sinnvoll sein. In der Physiotherapie werden Maßnahmen zur Dehnung der verkürzten Muskulatur und Maßnahmen zur Kräftigung der geschwächten Muskulatur unterschieden. Dehn- und Kräftigungsübungen sollten in einem ausgewogenen Verhältnis zueinander stehen. Eine einseitige Kräftigung einzelner Muskeln oder Muskelgruppen führt häufig zu einer Verdickung, aber auch zu einer Verkürzung der Muskulatur. Wird diese Muskelverkürzung nicht durch Dehnübungen wieder ausgeglichen, so kann dies neue gesundheitliche Probleme verursachen. Umgekehrt ist auch eine einseitige Dehnung der Muskulatur nicht ohne Risiko, da den Gelenken ohne die erforderliche Kräftigung der Muskeln der nötige Halt fehlt, was im Einzelfall zu einer Überdehnung und langfristig zu einer Erschlaffung der Bänder und Sehnen führen könnte.

Dehn- und Kräftigungsübungen sollten aufeinander abgestimmt sein

Bereits geringfügige Verhaltensänderungen können Schmerzen erheblich verstärken oder lindern. Das hat damit zu tun, dass in jedem Körper viele Bewegungsmuster eng aufeinander abgestimmt sind. Wenn zum Beispiel ein Marathonläufer neue Schuhe mit einem etwas veränderten Fußbett ausprobiert, dann kann es gut sein, dass er bereits nach wenigen Kilometern Schmerzen am ganzen Körper spürt, auch wenn die Unterschiede zu den gewohnten Sohlen nur gering sind. Entsprechende Wirkungen zeigen sich auch in der Physiotherapie. Schon geringfügige Veränderungen (z. B. der Körperhaltung beim Gehen oder beim Liegen) können beispielsweise chronische Rückenschmerzen erheblich lindern, wenn dies konsequent beibehalten wird.

Andauernde Schmerzvermeidung und Schonverhalten bergen langfristige Gesundheitsrisiken

Durch andauerndes Schonverhalten können neue Beschwerden ausgelöst oder verstärkt werden. Wenn Ihnen zum Beispiel eine bestimmte Bewegung oder Körperhaltung weh tut und Sie vermeiden diese Haltung oder Bewegung wegen der Schmerzen, dann stabilisiert sich dieses neue Verhalten mit allen seinen Konsequenzen. Wer wegen Schulterschmerzen nur noch den nicht schmerzhaften Arm bewegt, der verlernt auf Dauer, den schmerzenden Arm normal zu benutzen. Durch solche unwillkürlichen »Schonhaltungen« können Muskeln verkümmern (wenn sie nicht genutzt werden) oder verhärten (wenn sie dauerhaft angespannt werden), Gelenke können (z. B. bei einseitiger Belastung) abgenutzt und Bänder gedehnt werden oder bei andauerndem Zug abschlaffen. Ein wichtiges Ziel schmerztherapeutischer Methoden ist es daher, das Schonverhalten zu verringern.

Physiotherapeutische Methoden: Eine Auswahl

Innerhalb der krankengymnastischen und bewegungstherapeutischen Ansätze gibt es verschiedene Erklärungsansätze für Störungen und Schmerzen am Körper. Etliche Methoden nehmen für sich eine so genannte ☞ ganzheitliche Sicht in Anspruch, der zufolge psychische (seelische) und körperliche Prozesse eng aufeinander bezogen sind. Sie unterscheiden sich in den jeweils vorgeschlagenen Bewegungen, Haltungen und Übungen, aber auch darin, wie stark körperliche Haltungen und Bewegungen als symbolischer Ausdruck einer inneren psychischen Haltung oder eines psychischen Konflikts gedeutet werden.

Vergleichsweise nüchtern und ohne übergreifende weltanschauliche Ansprüche erscheint das physiotherapeutische Vorgehen nach **Brügger,** das bei Schmerzen an Gelenken und Muskeln sowie Rückenschmerzen häufig angeboten wird. Der Behandlungsansatz geht davon aus, dass es bei einer »krummen« Körperhaltung zu einer ausgleichenden vermehrten Anspannung jener Muskeln kommt, die in die aufrechte Körperhaltung drängen. Das Abweichen von dieser Position verstärkt die reflektorischen Verspannungen und lässt die Muskeln, die an diesen Bewegungen und Körperhaltungen beteiligt sind, schmerzhaft werden. In einer Behandlung nach Brügger lernen Sie daher, im Alltag eine möglichst aufrechte Körperhaltung einzunehmen und sich so zu bewegen, dass reflektorische Muskelanspannungen vermieden werden. Bereits bestehende Muskelverkürzungen sollen durch geeignete Dehnungen oder Dehnübungen gelöst werden.

Bei chronischen Rückenschmerzen im Vordergrund: das Einüben der aufrechten Körperhaltung

Daneben werden weitere aktive physiotherapeutische Techniken angeboten. Welche Therapie angewendet wird, hängt zum einen von der Ausbildung des Therapeuten, zum anderen vom individuellen Krankheitsbild, von möglichen Kontraindikationen und von der Persönlichkeit des Patienten ab sowie von der Verordnung des Arztes.

Auch **Rückenschulprogramme** verzichten weitgehend auf weltanschauliche oder psychologisierende Deutungen und konzentrieren sich auf die Bewegungsabläufe als solche. Hier wird – oft mit Hilfe von Alltagsgegenständen – die richtige Körperhaltung unter Belastung eingeübt. Rückenschulprogramme sind in der Regel sehr praxisorientiert (z. B.: Wie hebt man einen Kasten mit Mineralwasserflaschen rückenschonend in den Kofferraum eines Wagens?).

Rückenschulprogramme konzentrieren sich auf Ihre Bewegungsabläufe im Alltag

Andere Ansätze fassen den theoretischen oder weltanschaulichen Bezugsrahmen für die körperlichen Übungen weiter. Diese Methoden werden nicht nur von Physiotherapeutinnen und Physiotherapeuten angewendet, sondern auch von anderen in der jeweiligen Technik ausgebildeten Behandlern.

Haltungs- und bewegungstherapeutische Ansätze streben intensiveres Bewusstsein für Körperhaltung und Bewegung an

So besteht das Ziel der nach ihrem Begründer F. M. Alexander benannten **Alexander-Technik** vor allem darin, ein stärkeres Bewusstsein für einen schonenden Gebrauch des Körpers zu entwickeln. Bei dieser Methode soll eine verbesserte Körperhaltung immer in Verbindung mit einem veränderten Körperbewusstsein helfen, Spannungen und Schmerzen abzubauen. Dies wird in etwa 30 Stunden anhand von Alltagsbewegungen gelehrt und geübt. Typische Inhalte sind die aufrechte Körperhaltung, gehen, sitzen, aufstehen, stehen, nach etwas greifen und etwas heben sowie die Entspannung des Gesichts. Auch an komplexeren Bewegungsabläufen wie zum Beispiel Radfahren, Schreiben oder Musizieren kann ein verändertes Körperbewusstsein eingeübt werden.

Eine stärkere symbolische Interpretation von Körperhaltung und Bewegung wird in der Behandlung nach der **Feldenkrais-Technik** angestrebt. Bei der von Moshe Feldenkrais entwickelten Methode werden Haltungs- und Bewegungsabläufe als Spiegel der Vorstellung gesehen, die der Einzelne von sich selbst entwickelt hat. Wer zum Beispiel ein negatives Bild von sich und seinen Fähigkeiten hat, der zeigt dies auch in seiner Körperhaltung und seinen Bewegungsabläufen. Die Patienten sollen daher beispielsweise erkennen lernen, welche Stärken und Schwächen in den eigenen Bewegungen zum Ausdruck kommen und wie ungünstige Bewegungsabläufe vermieden werden können. Umgekehrt sollen sich dann über eine veränderte Körperhaltung und Bewegungsabläufe auch die Vorstellungen der Patienten von sich selbst verbessern. Dazu begibt sich der Patient in bestimmte Körperlagen oder Haltungen und achtet dabei auf die begleitenden Empfindungen oder Gefühle. Zugleich werden neue Haltungen oder Bewegungsabläufe vorgeschlagen und ausprobiert, um sich auch einer neuen inneren Haltung bewusster zu werden.

Die **Zilgrei-Methode** (Bezeichnung abgeleitet von den Namen ihrer Erfinder Zillo und Greissing) ist eine Selbsthilfemethode zur Haltungs- und Atmungsbeeinflussung bei Schmerzen am Bewegungssystem. Es wird angenommen, dass eine einfache Verbindung von Atemtechnik und Körperhaltung dazu beitragen kann, die Muskulatur zu entspannen und Haltungsfehler zu korrigieren. Zunächst wird geprüft, in welcher Bewegungsrichtung und auf welcher Bewegungsebene im betroffenen Körperteil Schmerzen oder Bewegungseinschränkungen auftreten. Ziel der Untersuchung ist es, Aufschluss über eine schmerzhafte und eine schmerzlose Ausgangsstellung zu gewinnen. Für die Selbstbehandlung wird daraufhin die Ausgangsstellung mit den wenigsten Schmerzen gewählt. Durch konsequente Entlastung des schmerzenden Gewebes soll dann langfristig Schmerzlinderung erzielt werden. Zur Wirksamkeit liegen bislang keine kontrollierten Vergleichsstudien vor.

Behandlungsansätze unterscheiden sich, wie sehr sie in Körperhaltungen und Bewegungen einen symbolischen Ausdruck für psychische Spannungen sehen

Was wissen wir über die Wirksamkeit physiotherapeutischer Methoden?

Physiotherapeutische Maßnahmen sind bei richtiger und konsequenter Anwendung nachweislich wirksam

Die Wirksamkeit physiotherapeutischer Maßnahmen auf der Grundlage von Muskelaufbau und dem Abbau von körperlichen Fehlhaltungen und muskulären Spannungen, so wie sie zum Beispiel in der Therapie nach Brügger angestrebt wird, ist mit über 1.200 wissenschaftlichen Arbeiten sehr gut belegt. Demgegenüber gibt es derzeit nur sehr wenige Beiträge zur Wirksamkeit der Alexander-Technik oder von Feldenkrais-Training bei chronischen Schmerzen. Das bedeutet nicht, dass diese im Einzelfall nicht wirksam sein können. Die vorliegenden Ergebnisse sprechen aber dafür, dass körpertherapeutische Ansätze, die Verbindungen zwischen einer inneren Haltung und der Körperhaltung und -bewegung herzustellen versuchen, nicht wirksamer sind als Behandlungsansätze, die ganz nüchtern auf eine Verbesserung von Muskel- und Gelenkfunktionen ausgerichtet sind.

Was spricht für die Qualität einer physiotherapeutischen Behandlung?

Zumindest einige Kriterien sollten Sie kennen, an denen Sie ablesen können, ob die Behandlung durch Ihre Therapeutin oder Ihren Therapeuten Erfolg versprechend ist. Die wichtigsten Kriterien finden Sie hier.

Individuelle Haltungs- und Bewegungsdiagnostik zu Beginn. Bei haltungs- und bewegungsbedingten Schmerzen sollte Ihre Behandlung mit der Untersuchung Ihrer typischen Haltungs- und Bewegungsmuster beginnen. Aus den Ergebnissen dieser Untersuchung sollte Ihr persönlicher Behandlungsplan abgeleitet werden.

Ihre individuellen Schwierigkeiten und Fähigkeiten bei der Durchführung von Übungen werden berücksichtigt. Idealerweise orientiert sich Ihre Therapeutin oder Ihr Therapeut bei der Auswahl der Übungen an Ihrer Kraft, Ausdauer und Beweglichkeit. Kein professioneller Therapeut wird Sie zwingen, bestimmte quälende Haltungen oder Bewegungen auszuführen, die Sie offensichtlich überfordern. Bei Bewegungs- und Haltungsübungen, die neue Schmerzen auslösen oder bestehende verschlimmern, ist in der Regel Vorsicht und Zurückhaltung geboten.

Passen Sie Ihr Übungsprogramm so an Ihre aktuellen Fähigkeiten an, dass Sie auch geringe Fortschritte erkennen können!

Die Übungen sollten so durchführt werden, dass Sie sie möglichst häufig auch ohne fremde Hilfe im Alltag selbst trainieren können. Ebenso spricht es für Qualität, wenn der Therapeut oder die Therapeutin sich immer wieder danach erkundigt, inwiefern Sie das Gelernte in Ihrem Alltag umsetzen. Fragen wie »Wie oft trauen Sie sich die Übungen zu Hause zu?«, »Was hindert Sie, die Übungen auch zu Hause durchzuführen?« oder »Wie regelmäßig haben Sie die Übungen seit dem letzten Termin durchgeführt?« sprechen dafür, dass Ihre Therapeutin bemüht ist, Ihnen einen Blick für das therapeutisch Notwendige zu vermitteln.

Sorgen Sie dafür, dass Sie auch allein üben können!

Im Verlauf der Behandlung werden Ihre Fortschritte überprüft. Auch dieses Qualitätsmerkmal einer Physiotherapie ist nicht selbstverständlich. Eine regelmäßige schriftliche Aufzeichnung Ihrer körperlichen Fähigkeiten und Einschränkungen erleichtert die Kontrolle der Veränderung. Die Aufzeichnungen können dann Grundlage des Gesprächs sein, das die Physiotherapeutin mit Ihnen führt.

Kapitel 5

Beeinflussung der Schmerzleitung

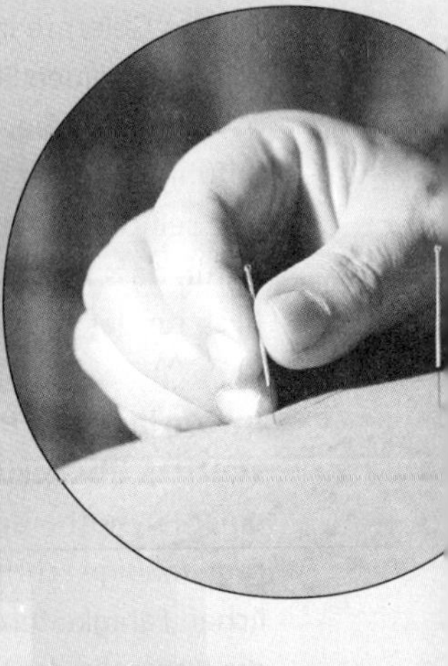

Mit Hilfe von Methoden zur Beeinflussung der Schmerzleitung wird versucht, die Weiterleitung der Schmerzsignale vom Schmerzort zum Gehirn zu erschweren oder zu verhindern. Auf diese Weise soll die Qualität oder die Intensität der Schmerzreize, die das Gehirn erreichen, beeinflusst werden (☞ Grundlagen des Schmerzempfindens). Die Methoden dieser Gruppe unterscheiden sich darin, an welcher Stelle des Weges vom Schmerzort über das Rückenmark (Wirbelsäule) bis zum Gehirn sie ansetzen und wie diese Unterbrechung erfolgt. Im Folgenden nicht aufgeführt sind chirurgische Methoden, bei denen schmerzleitende Bahnen durchgetrennt oder Nervenknoten ausgeschaltet werden, sowie die chemische Zerstörung von Nerven (Neurolyse): Von diesen Methoden ist insbesondere wegen der damit verbundenen Gefahren außer bei Tumoren und geringer Lebenserwartung in der Regel abzuraten.

5

Nervenblockaden

Die schmerzleitenden Nervenbahnen werden unterbrochen

Nervenblockaden werden ausschließlich von Ärzten durchgeführt. Man unterscheidet diagnostische Nervenblockaden (z. B. um herauszufinden, welcher Nerv geschädigt ist) und therapeutische Blockaden (um die Schmerzleitung auszuschalten). In beiden Fällen wird durch ein Betäubungsmittel, das direkt an die schmerzende Nervenleitung gespritzt wird, die Nervenleitung unterbrochen. Dadurch werden im Versorgungsgebiet des Nervs die Schmerzen meist vorübergehend gelindert oder ganz ausgeschaltet.

Eine Nervenblockade kann dann sinnvoll sein, wenn schmerzleitende Nervenfasern kontinuierlich Schmerzsignale weiterleiten, diese Signale aber keinen wirklichen Nutzen für den Organismus haben (wenn sie also z. B. keine körperlichen Schäden anzeigen). Gelegentlich werden bei Unfällen oder auch Operationen bestimmte Nervenbahnen verletzt, sodass im Versorgungsgebiet des Nervs Schmerzen auftreten, die durch Nervenblockaden vorübergehend ausgeschaltet werden können. Am häufigsten werden Nerven bei akuten Schmerzen blockiert.

Was wissen wir über die Wirksamkeit?

Wirksamkeit bei chronischen, insbesondere aber bei chronifizierten Schmerzen ist fraglich

Die Effektivität von Nervenblockaden bei Patienten mit chronischen Schmerzen ist sehr umstritten. Ihre Wirkung ist insbesondere dann schwach oder nur kurz andauernd, wenn der Behandlung mehrere andere Therapieversuche vorausgegangen sind. Untersuchungen zeigen, dass Nervenblockaden im Vergleich zur medikamentösen Therapie mit Antidepressiva, zur Akupunktur oder zu Blockaden des so genannten autonomen (für die Feinsteuerung des Organismus zuständigen) Nervensystems vor allem dann weniger erfolgreich waren, wenn sie erst nach mehreren erfolglosen Therapieversuchen durchgeführt wurden.

Welche Schwierigkeiten können dabei auftreten?

Nervenblockaden nicht sinnvoll, wenn eine Störung der Schmerzverarbeitung als Schmerzursache vermutet wird

Nervenblockaden fördern unter Umständen unrealistische Hoffnungen mancher Patienten auf eine einfache und schnelle Schmerzlinderung durch »eine Spritze«. Umso größer ist dann die Enttäuschung, wenn die Schmerzen nach einiger Zeit doch wieder auftreten. Zudem steigt mit der wiederholten Verabreichung von Betäubungsmitteln das Risiko von Komplikationen. Eine längere Serie von Nervenblockaden ist aus ärztlicher Sicht in aller Regel nicht empfehlenswert.

Transkutane elektrische Nervenstimulation (TENS)

Eine Methode zur Beeinflussung der Schmerzleitung mit Hilfe schwacher elektrischer Ströme

Mit Hilfe der transkutanen (d. h. durch die Haut verabreichten) elektrischen Nervenstimulation wird versucht, die Weiterleitung von Schmerzempfindungen zu beeinflussen, indem die schmerzleitenden Nervenfasern elektrisch gereizt werden. Man geht davon aus, dass die zusätzliche Reizung der schmerzleitenden Nervenfasern zu Störungen in der Weiterleitung und Verarbeitung der Reize vor allem auf der Ebene des Rückenmarks kommt. Allerdings ist der genaue Mechanismus, wie TENS zur Schmerzlinderung beiträgt, noch nicht geklärt.

Zur Behandlung wird meist ein batteriebetriebenes TENS-Gerät verwendet, das nicht größer als eine Zigarettenschachtel ist. Die Elektroden werden auf die schmerzenden Stellen oder entlang der schmerzleitenden Bahnen auf die Haut geklebt. Die Reizstärke stellen Sie als Patient dann so ein, dass die Reize zwar spürbar, aber nicht schmerzhaft sind. Es gibt verschiedene Stimulationsarten (hochfrequente, niederfrequente und gebündelte Reizserien in längeren zeitlichen Abständen), die je nach Schmerzempfinden jeweils unterschiedlich wirksam sein können. Die Behandlung können Sie als Patientin oder Patient nach kurzer Anleitung selbst durchführen. Ihr Arzt kann Ihnen ein solches Gerät auch verschreiben, wenn es Ihnen hilft. In diesem Fall trägt die Krankenkasse die Kosten. Ein besonderer Vorteil der Methode ist das ausgesprochen niedrige Risiko für Nebenwirkungen.

Was wissen wir über die Wirksamkeit?

TENS scheint dann geeignet, wenn die Schmerzen bei Ruhe zu- und bei Aktivität abnehmen

Man schätzt, dass insgesamt etwa ein Drittel der Patienten mit chronischen Schmerzen von der Methode profitieren, zwei Drittel jedoch nicht. Die besten Wirkungen (bis zu 70 % der Patienten berichten über Schmerzlinderung) wurden bei Patienten mit örtlich unbestimmten Nervenschmerzen (z. B. nach Nervenverletzung), bei Hand- und Fußschmerzen, die nach Verletzungen aufgetreten sind, sowie bei Schmerzen nach Operationen angegeben. Aber auch bei chronischen Rückenschmerzen scheint noch mindestens jeder zweite Betroffene von der Methode zu profitieren. Allerdings zeigen Untersuchungsergebnisse, dass die Methode besonders gut wirkt, kurz nachdem sie in die Behandlung eingeführt wird. Auf lange Sicht und insbesondere bei Patienten mit Schmerzen, die über Jahre andauern, scheinen die Wirkungen wieder abzunehmen. Sinnvoll scheint eine TENS-Behandlung zu sein bei noch nicht lange andauernden Schmerzen, insbesondere dann, wenn die Schmerzen bei Ruhe (nachts) zunehmen und bei Aktivität nachlassen.

Welche Schwierigkeiten können dabei auftreten?

Die technische Anwendung ist problemlos, das Nebenwirkungsrisiko gering

Technische Probleme können vernachlässigt werden, da alle verfügbaren Geräte leicht zu bedienen sind. Eine seltene Komplikation kann darin bestehen, dass dauerhaft zu lang andauernde und intensive Stromstärken eingestellt werden, die dann zu Hautreizungen führen. Ebenfalls selten kann es zu allergischen Hautreaktionen durch den Kontakt mit den Elektroden kommen. Patienten mit Herzschrittmachern sollten auf die Anwendung verzichten.

Akupunktur/Akupressur

Nachdem Akupunktur früher als fernöstliche Methode eher einen Außenseiterstatus hatte, ist in den letzten 20 Jahren die Zahl der Ärzte und Heilpraktiker, die diese Methode anwenden, immer weiter angestiegen. Die langjährige Zurückhaltung der westlichen Medizin gegenüber diesen Methoden hat sicher auch damit zu tun, dass die chinesische Medizin ein in unseren Augen mitunter ungewöhnliches Denken und Vorgehen beinhaltet. Dies betrifft zum einen die Einteilung des Körpers in so genannte Energiezentren, die über Energieleitbahnen (so genannte Meridiane) und bestimmte Knotenpunkte miteinander verbunden seien. Diese Zentren und Knoten haben nichts mit Nervenverbindungen zu tun, ihre Festlegung beruht überwiegend auf traditionellen Erfahrungen und Überlieferungen.

5

Akupunktur und Akupressur sind der TENS-Methode insofern ähnlich, als auch hier über die Reizung verschiedener Punkte der Körperoberfläche versucht wird, den Fluss und die Weiterleitung Schmerz fördernder Signale durch den Körper zu hemmen. Theoretischer Ausgangspunkt der Akupunktur ist die Vorstellung, dass durch die Irritation (Störung) oder Blockade bestimmter Kraft- bzw. Energiefelder des Körpers die Schmerzwahrnehmung beeinflusst werden kann. Diese Irritation wird bei der *Akupunktur* durch Nadeln und bei der *Akupressur* durch Druck mit dem Finger auf festgelegte Meridianpunkte angestrebt. Außerdem sieht die *Elektroakupunktur* die zusätzliche elektrische Reizung von gesteckten Nadeln vor. Schließlich gibt es auch Elektroakupunkturstifte, mit deren Hilfe die Hautoberfläche an den Akupunkturpunkten (ähnlich der TENS-Behandlung) über einen schwachen elektrischen Strom gereizt werden.

Verschiedene Verfahren zur Schmerzhemmung

Mittlerweile haben auch naturwissenschaftlich ausgerichtete Forscher nach Erklärungen für die Wirkungen der Akupunktur gesucht. Tatsächlich können die schmerzlindernden Wirkungen der Akupunktur auch in der Sprache der westlichen Medizin gedeutet werden. Zumindest teilweise kann sie dadurch erklärt werden, dass schmerzhemmende Impulse vom Gehirn ins Rückenmark wandern und zusätzliche nicht schmerzhafte Reize aus der Muskulatur ausgelöst werden.

Viele Krankenkassen zahlen für Akupunkturbehandlung bei chronischen Schmerzen

In der schmerztherapeutischen Praxis wird Akupunktur in den letzten Jahren verstärkt angeboten. Das hat auch damit zu tun, dass die Akupunkturbehandlung bei Schmerzen mittlerweile von vielen Krankenkassen im Rahmen von Modellversuchen bezahlt wird. Wenn Sie sich für eine solche Behandlung entscheiden, sollten Sie sich vorher erkundigen, ob die Krankenkasse die Kosten dafür übernimmt.

Was wissen wir über die Wirksamkeit?

Die Wirkung der Akupunktur auf Schmerzen ist relativ gut untersucht, wenn auch bei weitem nicht so wie die Wirkung von Medikamenten. In wissenschaftlichen Studien wurde gefunden, dass mehr als 90 % der Behandelten mit akuten Schmerzen eine spürbare Linderung durch Akupunktur erfahren. Die Besserungsraten für chronische Schmerzen sind jedoch geringer zu veranschlagen. Akupressur ist als Behandlungsmethode weniger verbreitet und wurde seltener in kontrollierten Studien untersucht. Die meisten Untersuchungen wurden zur Behandlung von Migräne, Kopf- und Rückenschmerzen durchgeführt. Eine Studie an Patienten mit chronischen Rückenschmerzen, in der die klassische Massage mit der Massage der Akupunkturpunkte verglichen wurde, kam zu dem Ergebnis, dass die Massage der Akupunkturpunkte häufiger zu besseren Wirkungen führte. Dies spricht dafür, dass der genaue Ort, an dem die Reizung durchgeführt wird, durchaus von Bedeutung für die Wirkung der Behandlung ist. Allerdings zählen Akupunktur und Akupressur nach den derzeitigen ☞ evidenzbasierten Leitlinien zur Behandlung etwa der Migräne oder chronischer Kopf- und Rückenschmerzen nicht zu den wirksamsten Methoden.

Wissenschaftlicher Nachweis für Wirksamkeit noch unzureichend

Welche Schwierigkeiten können dabei auftreten?

Bei Akupunktur können bei unsachgemäßer Durchführung Infektionen an den Einstichstellen auftreten. Auch wenn die Schmerzen durch den Einstich vergleichsweise gering sind, so stellen sie doch eine zumindest unangenehme Begleiterscheinung der Behandlung dar. Bei labilen Patienten kann dies in Einzelfällen bis zur Ohnmacht führen. Bei Akupressur und Elektroakupunktur ohne Verletzung der Haut sind diese Schwierigkeiten nicht zu erwarten, sie sind insofern als unbedenklich einzuschätzen. Außerdem besitzen sie den Vorteil, dass Sie diese Methoden als Patient im Alltag selbst und ohne fremde Hilfe anwenden können. Dies ist gerade bei chronischen Schmerzen als besonderer Vorteil zu bewerten.

Die Reizung der Akupunkturpunkte ohne Durchstechen der Haut birgt bei etwa gleicher Wirksamkeit geringere Risiken

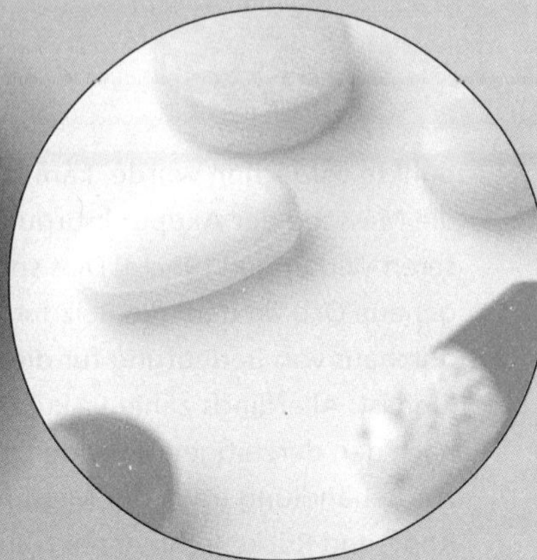

Kapitel 6

Medikamentöse Beeinflussung der Schmerzverarbeitung im Gehirn

Das Gehirn kann Schmerzen durch bestimmte Überträgerstoffe ausschalten

Da das Gehirn für die bewusste Schmerzempfindung und -verarbeitung eine zentrale Bedeutung hat, sollte hier auch der Ort für die wirksamste Schmerzbehandlung sein. Tatsächlich kann das Gehirn so beeinflusst werden, dass Schmerzen trotz starker körperlicher Schäden nicht empfunden werden. Es ist aber auch selbst in der Lage, durch bestimmte Überträgerstoffe (Endorphine), die es selbst produziert, die Schmerzempfindung zu hemmen oder auszuschalten.

Patient mit Morbus Bechterew

»Ich hatte den ganzen Tag sehr starke Schmerzen. Um mich abzulenken, war ich fast immer in Bewegung und habe unheimlich viel gearbeitet. Es hat aber kaum geholfen. Abends fragte meine Freundin, ob ich mit ins Kino gehe. Erst wollte ich nicht, weil ich wegen der Schmerzen nicht lange ruhig sitzen kann, später bin ich aber doch mitgegangen. Der Film hat mich dann total beeindruckt, er war sehr spannend, ich habe mich vollkommen in die Bilder vertieft. Erst als wir wieder rausgingen, merkte ich, dass meine Schmerzen weg waren.«

6

Die körperliche Grundlage für chronische Schmerzen sind vermutlich Überträgerstoffe in den Gehirnteilen, die mit dem schmerzenden Körperteil über Nervenleitungen in Verbindung stehen. Auch der Hirnstoffwechsel (z. B. der Sauerstoffverbrauch) und die elektrophysiologische Aktivität der Nervenzellen in einzelnen Teilen des Gehirns sind verändert, wenn wir Schmerzen empfinden. Bei chronischen Schmerzen sind aber meist auch diejenigen Teile des Gehirns von Veränderungen betroffen, in denen Gefühle und Stimmungen verarbeitet werden. Hier setzen sowohl medikamentöse als auch psychologische Methoden an.

Opioid-Therapie

Opioide sind die wichtigste Gruppe schmerzhemmender Medikamente, die in erster Linie das Gehirn beeinflussen. Alle Medikamente dieser Wirkstoffgruppe sind verschreibungspflichtig. Im Allgemeinen werden schwach und stark wirksame Opioide unterschieden.

Opioide bevorzugt bei verletzungsbedingten Schmerzen und Tumorschmerzen verwendet

Die wichtigsten schwachen Opioide sind Codein, Dihydrocodein, Tilidin und Tramadol. Zum Vergleich: Codein, ein Inhaltsstoff des Opiums, besitzt nur etwa ein Zehntel der schmerzlindernden Wirkung von Morphin, einem stark wirksamen Opioid. Starke Opioide werden vor allem zur Schmerzausschaltung bei verletzungsbedingten Schmerzen und bei Tumorschmerzen verwendet, in den letzten Jahren allerdings auch verstärkt bei anderen Schmerzerkrankungen.

Opoide werden zunehmend verschrieben. Erfahrungen haben gezeigt, dass sie bei Schmerzpatienten entgegen früherer Erwartungen häufig nicht zur Abhängigkeit führen, sodass eine nebenwirkungsarme Langzeittherapie möglich ist. In zurückliegenden Zeiten waren viele Ärzte wegen der befürchteten Suchtgefährdung der Patienten bei Opiaten unnötig zurückhaltend.

Die Anwendung von Opioiden bei chronifizierten Schmerzen ist umstritten

Zudem ist – anders als bei den weit verbreiteten ☞ NSAIDs – auch bei langer Einnahmedauer nur eine vergleichsweise geringe Schädigung der inneren Organe zu erwarten. Allerdings wirken Opioide nur bei einem Teil der Patienten, nicht selten lassen anfänglich gute Wirkungen nach einiger Zeit wieder nach, zugleich können die Nebenwirkungen zum Therapieabbruch führen. Dies wiederum hat zur Folge, dass sie bei chronischen Schmerzen eben doch häufig nicht als das Mittel der ersten Wahl gelten.

Nebenwirkungen von Opioiden

Wenn Sie Opioide einnehmen, müssen Sie mit den folgenden Nebenwirkungen rechnen:

- Übelkeit, Erbrechen, Verstopfung (allerdings gibt es dagegen wirksame Medikamente).
- Das Risiko einer körperlichen Abhängigkeit von der Substanz steigt, das heißt, Sie benötigen mit der Zeit mehr Schmerzmittel, um die gleiche Wirkung zu erzielen.
- Wenn Sie die Mittel nicht nach einem bestimmten Zeitplan (immer zur gleichen Zeit) nehmen, sondern immer dann, wenn der Schmerz besonders stark und die begleitende Stimmung besonders schlecht ist, dann steigt das Suchtrisiko (psychische Abhängigkeit).
- Eine seltene, allerdings gefährliche Komplikation kann in einer Unterdrückung oder Lähmung der Atmung liegen. Vorsicht also bei vorgeschädigter Lunge!
- Werden neben der Einnahme von Opioiden zusätzlich andere Arzneimittel angewendet, die ebenfalls eine dämpfende Wirkung auf das zentrale Nervensystem haben, kann es zu einer gegenseitigen Wirkungs- und Nebenwirkungsverstärkung kommen. Gleiches gilt für die Kombination mit Alkohol.
- Generell besteht bei opioiden Schmerzmitteln in der Schwangerschaft für das neugeborene Kind die Gefahr einer verminderten Atemfunktion und des Auftretens von Entzugserscheinungen.

Die folgende Zusammenstellung nennt die am häufigsten eingesetzten Mittel, ihre Anwendungsbereiche, Nebenwirkungen und Hinweise, wann diese Mittel nicht genommen werden dürfen (Kontraindikationen).

Schwache Opioide

Schwache Opioide bei mäßig starken oder starken Schmerzen

Codein ist dem Morphin ähnlich und wird bei mäßig starken Schmerzen eingesetzt, allerdings meist in Kombination mit anderen Mitteln (z. B. ☞ Paracetamol). Die schmerzlindernde und beruhigende, aber auch die abhängigkeitserzeugende Wirkung von Codein ist geringer als die von Morphin. Bei etwa 5 bis10 % aller Patienten hat Codein keine schmerzlindernde Wirkung. Die Nebenwirkungen von Codein gleichen prinzipiell denen der anderen Opioide. Häufig treten Benommenheit und Kopfschmerzen auf sowie Verstopfung, Übelkeit und Erbrechen. Insbesondere in Verbindung mit anderen Opioiden kommt es zu einer dämpfenden Wirkung auf das Atemzentrum. Nicht genommen werden sollte Codein bei Störungen der Atmung oder Asthmaanfall. Ferner soll Codein nicht an Kinder und an suchtgefährdete Personen abgegeben werden. Schwangere Frauen können Codein als Schmerzmittel erhalten, wenn ein schwächeres Mittel nicht ausreichend ist. Allerdings sollte beachtetet werden, dass Codein zu herabgesetzter Atemleistung und zu Entzugserscheinungen des Neugeborenen führen kann.

Tilidin mit Naloxon (Valoron N®): Tilidin ist ein Opioid, das aber in Kombination mit der Substanz Naloxon nicht dem Betäubungsmittelgesetz unterliegt. Es wird bei starken bis sehr starken Schmerzen verschrieben. Durch die Anwendung von Tilidin mit Naloxon kann es zu Schwindelgefühlen, Übelkeit und Erbrechen kommen. Wird Tilidin/Naloxon mit anderen Opioiden kombiniert, kann sich die Wirkung abschwächen. Kinder unter zwei Jahren sollen Tilidin/Naloxon nicht erhalten. Bei Kindern über zwei Jahren wird die Substanz nach dem Körpergewicht dosiert. Für schwangere Frauen ist Tilidin/Naloxon nicht das Mittel der Wahl. Für die Behandlung von starken Schmerzen bei stillenden Müttern wird die Verwendung von anderen Opioiden als vorteilhafter angesehen.

Tramadol (Tramal®) wird bei mäßig starken bis starken Schmerzen als Tabletten, Brausetabletten, Kapseln oder Tropfen gegeben, bei chronischen Schmerzen oft als ☞ Retardmedikament. Die schmerzlindernde Wirkung von Tramadol ist im Vergleich zu anderen Opioiden relativ niedrig. Von Vorteil ist aber, dass Tramadol eine geringere dämpfende Wirkung auf das Atemzentrum hat und die suchterzeugende Wirkung ebenfalls geringer ist. Tramadol kann von Nebenwirkungen im Bereich des zentralen Nervensystems und des Allgemeinbefindens wie Müdigkeit, Schwindelgefühlen, Kopfschmerzen, Stimmungsveränderungen oder Wahrnehmungsstörungen begleitet sein. Bei höherer Dosierung und in Verbindung mit zentral wirkenden Psychopharmaka (Neuroleptika) kann es Krampfanfälle begünstigen. Außerdem sind Hautveränderungen, Mundtrockenheit, Übelkeit, Erbrechen und Verstopfung beobachtet worden. Bei Kindern muss die Substanz streng nach dem Körpergewicht des Kindes dosiert werden, schwangere Frauen sollten sie nur in Ausnahmefällen nehmen.

Stark wirksame Opioide

Da starke Opioide nur unter strenger ärztlicher Kontrolle gegeben werden, gehen wir davon aus, dass Sie alles Notwendige zu dem verschriebenen Medikament (zu Wirkungen, Nebenwirkungen usw.) im Rahmen Ihrer Behandlung erfahren. Zu den stark wirksamen Opioiden zählen die Wirkstoffe Morphin, Buprenorphin, Hydromorphon, Fentanyl, Oxycodon und Levomethadon. Sie werden am häufigsten bei der Behand-

Bei der Einnahme starker Opioide sollten Sie sich strikt an die Einnahmevorschriften halten

lung tumorbedingter Schmerzen eingesetzt, mitunter aber auch bei unerträglichen chronischen Schmerzen, die nicht hinreichend durch körperliche Schäden erklärt werden können. Falls Sie einen dieser Wirkstoffe wegen Ihrer Schmerzen einnehmen, sollten Sie sich in Bezug auf die Menge, die Häufigkeit und den Zeitpunkt der Einnahme strikt an die Anweisungen Ihrer Ärztin oder Ihres Arztes halten.

Chronisch unerträgliche Schmerzen: Morphin- bzw. Medikamentenpumpen als »letztes Mittel«

Medikamentenpumpen sollten nur bei dauerhaft unerträglichen Schmerzen in Betracht gezogen werden

Für Patienten mit dauerhaft unerträglichen Schmerzen gibt es die Möglichkeit, sich eine Medikamentenpumpe in den Körper einsetzen zu lassen, die täglich automatisch die notwendige schmerzlindernde Medikamentendosis in den Körper abgibt. Dazu ist ein kleiner operativer Eingriff erforderlich. Meist wird Morphin verwendet, mitunter aber auch andere zum Beispiel krampflösende Medikamente. Im Einzelfall wie bei unerträglichen Phantom- oder Tumorschmerzen kann die Schmerzmittelabgabe über eine Pumpe sinnvoll sein. Allerdings steigt durch die ständige Abgabe von Opioiden in den Körper auch das Abhängigkeitsrisiko.

Anpassungsschwierigkeiten bei Entfernen der Pumpe

Wenn die Pumpe wieder entfernt wird, erhöht sich das Risiko einer Entzugsproblematik. Als Patientin oder Patient sollten Sie bedenken, dass der Körper bei ständiger Zufuhr von Morphinen die Produktion körpereigener Morphine verringert, sodass die Fähigkeit zur Schmerzregulation aus eigener Kraft sinkt. Ein weiteres Risiko ist die so genannte Toleranzerhöhung, das heißt, es kann sein, dass mit der Zeit mehr Wirkstoffe benötigt werden, um die gleiche Wirkung zu erzielen. Schließlich kann das Risiko von Komplikationen erhöht sein, wenn Sie operiert werden müssen und dazu eine Narkose erforderlich ist. Dies alles spricht dafür, Nutzen und Risiken dieser Methode sorgfältig gemeinsam mit dem behandelnden Arzt abzuwägen. Immer stellt sich dabei die Frage, ob der unmittelbare Nutzen der Methode die langfristigen Risiken aufwiegt. Betroffene und zum Teil auch Selbsthilfeorganisationen drängen allerdings in den letzten Jahren verstärkt, mit dieser Methode weniger zurückhaltend umzugehen.

Psychopharmaka

Psychopharmaka können je nach Krankheitsbild wirksamer zur Schmerzbehandlung sein als reine Schmerzmittel

Psychopharmaka, die vor allem zur Beeinflussung von Ängsten, Erregungszuständen oder Stimmungen entwickelt wurden, werden nicht selten auch zur Behandlung chronischer Schmerzen eingesetzt. Insbesondere bei chronischen Kopfschmerzen (☞ Seite 124 ff.) und ausgedehnten Schmerzen bzw. Fibromyalgie (☞ Seite 142 ff.), teilweise auch bei immer wieder auftretenden krampfartigen Schmerzen werden sie in Betracht gezogen. Am besten untersucht sind Antidepressiva mit erregungsdämpfender (z. B. Saroten®, Aponal®) und aktivierender (z. B. Anafranil®, Tofranil®) Wirkung. Sie scheinen in ihrer schmerzlindernden Wirkung einer ☞ Placebobehandlung überlegen zu sein. Allerdings ist ihre Wirkung bei chronischen Schmerzen schwächer als bei der Behandlung depressiver Stimmungen. Das bedeutet umgekehrt, dass ihre Wirkung dann meist besser ist, wenn die Schmerzen von gedrückter Stimmung, Gefühlen der Hoffnungslosigkeit und Antriebslosigkeit begleitet sind. Klare ☞ evidenzbasierte Empfehlungen zur Kombination antidepressiver Psychopharmaka mit anderen Psychopharmaka im Rahmen der Behandlung chronischer Schmerzen können auf der Grundlage der bisher vorliegenden Daten nicht formuliert werden.

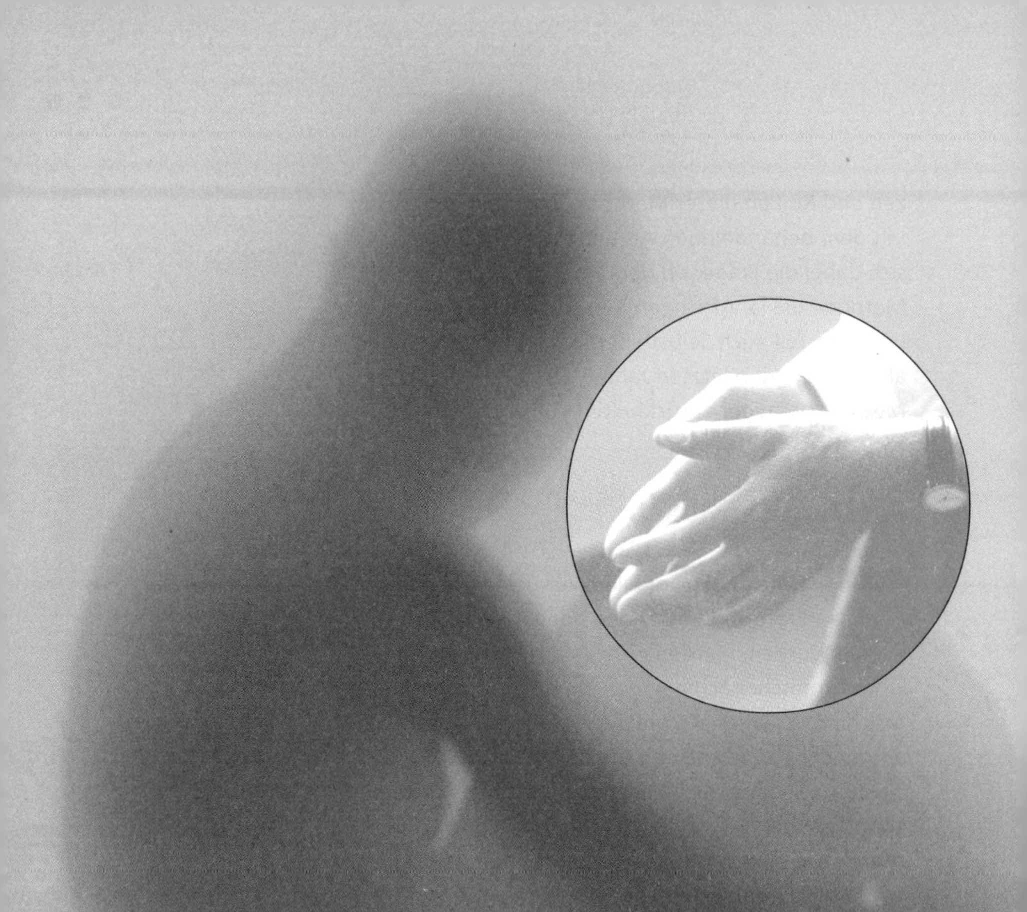

Kapitel 7

Psychotherapeutische und psychologische Behandlungen

Die meisten Patienten mit chronischen Schmerzen kommen zumindest zeitweise mit psychologischen Maßnahmen zur Schmerzlinderung in Kontakt. So bieten zum Beispiel Selbsthilfeorganisationen (☞ Adressen) wie die Deutsche Schmerzhilfe oder die Rheumaliga oder auch Bildungsorganisationen wie etwa die Volkshochschule psychologische Schmerzbewältigungs- und Entspannungstrainings an, von denen Patienten mit chronischen Schmerzen profitieren können. Auch die meisten Rehabilitationskliniken für Patienten mit chronisch schmerzhaften Erkrankungen bieten psychologische Behandlungen an. In der ambulanten Versorgung vor Ort dauert es aber durchschnittlich mehr als sieben Jahre, bis psychotherapeutische Kontakte zustande kommen. Wie weit der Kontakt geht, wie lang er dauert und wie erfolgreich er am Ende ist, hängt zum einen von Ihrer Bereitschaft als Patientin oder Patient ab, sich auf solche Methoden einzulassen, aber auch von den Fähigkeiten der Therapeuten.

Insbesondere bei chronifizierten Schmerzen begleitend zur körperlichen Therapie

Wann sollten Sie eine psychotherapeutische Behandlung erwägen?

Normalerweise nimmt die Wahrscheinlichkeit zu, dass Ihr Arzt Ihnen psychologische oder psychotherapeutische Maßnahmen vorschlägt,

- je weniger Ihr Schmerz durch körperliche Ursachen erklärt werden kann,
- je mehr Sie unter den Schmerzen leiden und sich psychisch durch die Schmerzen verändert haben,
- je länger Ihr Schmerz andauert und
- je häufiger Sie aufgrund Ihrer Schmerzen Entlastung fordern oder Hilfe beanspruchen (z. B. arbeitsunfähig sind).

Bereits eines der Merkmale kann ausreichen, um Ihnen eine psychotherapeutische Behandlung vorzuschlagen. Wenn Sie mindestens sechs Monate über andauernde oder immer wiederkehrende Schmerzen klagen, für die Ärzte keine körperliche Erklärung gefunden haben, so spricht man von einer »Schmerzstörung«. Darin soll zum Ausdruck kommen, dass der Schmerz selbst als das eigentliche Problem angesehen wird, nicht aber der körperliche Schaden, der dem Schmerz möglicherweise zugrunde liegt (☞ Was ist chronischer Schmerz?).

Nicht selten entwickeln sich durch chronische Schmerzen psychische Beeinträchtigungen, die am besten psychotherapeutisch behandelt werden können

Umgekehrt gibt es auch psychische Störungen, die durch die andauernde Beschäftigung mit Schmerzen ausgelöst oder verstärkt werden. Beispielsweise können Depressionen, eine labile Stimmung, Erschöpfungszustände, Schlafstörungen oder auch Ängste durch Schmerzen ausgelöst oder verstärkt werden.

Psychotherapeutische Methoden werden häufig erst dann beachtet oder vorgeschlagen, wenn andere Behandlungsversuche nicht zum gewünschten Erfolg geführt haben. Dadurch sind in vielen Fällen die Voraussetzungen für eine erfolgreiche Psychotherapie nicht günstig. Manche Patienten mit langjährig erfolglosen Behandlungsversuchen sind frustriert und fühlen sich zum Psychotherapeuten »abgeschoben« (☞ Dialoge mit Ärzten und Therapeuten). Um die Voraussetzungen für eine Erfolg versprechende Behandlung zu verbessern, sollten Sie nicht warten, bis restlos alle anderen Maßnahmen ausgeschöpft sind.

Welche psychotherapeutischen Leistungen werden von der Krankenkasse übernommen?

Psychotherapeutische Leistungen sind nur dann erstattungsfähig, wenn bestimmte Methoden angewendet werden. Im Leistungskatalog der gesetzlichen Krankenkassen sind dies Verhaltenstherapie, tiefenpsychologisch fundierte Therapie, psychoanalytische Therapie, Hypnose und übende Verfahren (Entspannungstrainings). Hypnose und übende Verfahren werden in der allgemeinen psychotherapeutischen Praxis seltener angewendet als die anderen Methoden, allerdings sind sie gerade bei Schmerzpatienten eine wichtige Ergänzung.

Die Krankenkasse übernimmt die Kosten nur für bestimmte psychotherapeutische Behandlungsmethoden

In aller Regel ist es von Vorteil, wenn Therapeuten sich auf Patienten mit Schmerzen oder zumindest auf die Arbeit mit chronisch Kranken spezialisiert haben. Wenn kein Spezialist für Schmerzerkrankungen im Rahmen der kassenpsychotherapeutischen Versorgung in Ihrer Nähe wohnt, haben Sie im Einzelfall auf Antrag auch die Möglichkeit, sich von einem nicht kassenzugelassenen schmerztherapeutisch qualifizierten Psychotherapeuten behandeln zu lassen. Für die im Folgenden kurz dargestellten Methoden gilt ihre Wirksamkeit bei Patienten mit chronischen körperlichen Beschwerden oder Schmerzen als gesichert. (Umfassendere Informationen zum Thema Psychotherapie finden Sie im Ratgeber der Verbraucherzentralen »Chance Psychotherapie«.)

Suchen Sie einen Psychotherapeuten mit Erfahrung in Schmerztherapie!

Chronischer Schmerz aus der Sicht von Psychotherapeuten

Um das Vorgehen von Psychotherapeuten beurteilen zu können, sollten Sie eine Vorstellung davon haben, wie Psychotherapeuten chronische Schmerzen sehen, welche Ursachen sie ihnen zuschreiben und wie sie sie behandeln. Die bereits genannte Unterscheidung in Fachleute, die vor allem die Ursachen der Schmerzen behandeln wollen und andere, die vor allem das Erscheinungsbild der Schmerzen und ihrer Folgen behandeln wollen (☞ Was Sie als Schmerzpatient über Ärzte wissen sollten), finden Sie auch in der Psychotherapie.

Tiefenpsychologisch fundierte Psychotherapie

Behandlung von Zusammenhängen zwischen früheren Erlebnissen und heutigen (Schmerz-) Problemen

Tiefenpsychologisch ausgerichtete Therapeuten bevorzugen in der Therapie die Suche nach und die Arbeit an den möglichen Ursachen der Schmerzen. Meist sehen sie die Ursachen für die Entwicklung chronischer Schmerzen in der Kindheit und Jugend ihrer Patienten. Weil Patienten mit chronischen Schmerzen ihre Kindheit rückblickend recht häufig als belastend schildern, nehmen tiefenpsychologisch ausgerichtete Therapeuten an, dass diese Belastungen und deren unzureichende Verarbeitung eine wesentliche Ursache für dauerhafte Schmerzen sein könnten. Häufig beschreiben Patienten mit körperlich nicht gut erklärbaren chronifizierten Schmerzen ihre Eltern oder die Atmosphäre im Elternhaus als kalt, überfordernd oder bedrückend, die Eltern als eher unzuverlässig, depressiv oder als selbst schmerzkrank.

Solche Erfahrungsberichte führten zu der Vorstellung, dass die Schmerzen ein symbolischer (indirekter) Ausdruck für frühe belastende oder überfordernde Erfahrungen seien. In ihnen spiegeln sich – so die tiefenpsychologische Annahme – psychisch nicht hinreichend verarbeitete Enttäuschungen oder Kränkungen, die den Betroffenen durch wichtige andere Personen zugefügt worden waren. Als gemeinsamen Nenner für ganz unterschiedliche Schmerzstörungen vermuten tiefenpsychologisch oder psychoanalytisch ausgerichtete Therapeuten »Verlusterlebnisse«. Demnach sei der Schmerz eine Folge davon, dass der Patient mit einer bestimmten Verlusterfahrung (z. B. Verlust eines Elternteils oder anderer wichtiger Personen, der Heimat) nicht zurecht gekommen sei. Folglich müsse das Ziel der Therapie darin bestehen, diese zugrunde liegenden Erlebnisse im therapeutischen Kontakt deutlich zu machen und zu »bearbeiten«.

Vorgehen in der tiefenpsychologisch fundierten Therapie

Ziel der Therapie ist die Bearbeitung von Erlebnissen oder Konflikten, die möglicherweise zu den Schmerzen beitragen

Das Ziel der normalerweise 50-minütigen Sitzungen besteht darin, dass Sie sich als Patient oder Patientin durch freie oder geleitete Erinnerungen schrittweise den Erfahrungen nähern, die aus tiefenpsychologischer Sicht die Entstehung der Schmerzen verursacht, ausgelöst oder zumindest begünstigt haben könnten. Der Therapeut wird Sie anregen, Verbindungen zwischen Ihren heutigen körperlichen Beschwerden und den belastenden Erfahrungen aus Ihrer Vergangenheit zu sehen. Wenn Sie zum Beispiel in einer Sitzung Enttäuschung darüber zeigen, dass Sie in Ihrem Alltag so sehr eingeschränkt sind, weist der Therapeut Sie vielleicht darauf hin, dass solche Enttäuschungsgefühle bereits in Ihrer Jugend eine Rolle gespielt haben. Oder die Deutung lautet: »Ihr Schmerz zwingt Sie auf diese Weise, vorsichtig mit den eigenen Kräften umzugehen. Kann es sein, dass Ihr Körper Ihnen durch die Schmerzen signalisieren will, dass Sie sich nicht überfordern sollen?«

Meist wird der Therapeut die Verbindungen so ziehen, dass Sie diese Deutungen nachvollziehen und dadurch ein verändertes Verständnis von Ihren Schmerzen und deren Ursachen entwickeln. Dies wird von der Hoffnung begleitet, dass Sie über ein tieferes Verständnis für den Schmerz und seine Ursachen den »dahinter liegenden Konflikt« (z. B. die uneingestandene Trauer über einen erlittenen Verlust) lösen. Zugleich soll die damit verbundene Anspannung oder »Blockierung« verschwinden, die als Schmerzursache angesehen wird.

Mögliche Probleme

Ein Risiko der Therapie besteht darin, dass Sie die Deutungen des Therapeuten inhaltlich sehr genau nehmen in der Erwartung, Sie könnten Ihr Schmerzproblem heilen, indem Sie den Ursachen »wirklich auf den Grund kommen«. Vermutlich haben Sie aber nicht nur deshalb zum Beispiel chronische Rückenschmerzen, weil Sie in Ihrer Jugend die wichtigste Stütze für Ihre Mutter waren und Ihnen dies »auf den Rücken geschlagen« ist. Die Bilder und Bezüge, die in tiefenpsychologisch fundierten Therapiegesprächen angeboten werden, mögen Ihnen plausibel und passend erscheinen, vielleicht sind sie hilfreich zum Verständnis der eigenen Person, mitunter wirken sie aber auch spekulativ und beliebig. Zudem sind belastende Lebenserfahrungen nicht nur »typisch« für Patienten mit chronischen

Schmerzen, sondern treten häufig auch bei anderen Personengruppen auf, die später körperliche und/oder psychische Störungen entwickeln.

Einige tiefenpsychologische Annahmen zu den Ursachen chronischer Schmerzen konnten durch Forschungen nicht gestützt werden. Zum Beispiel die Annahmen, dass Patienten mit chronischen Schmerzen generell in ihrer Aggressivität besonders gehemmt seien oder dass sie psychische Konflikte aufwiesen, die nur für chronische Schmerzen charakteristisch seien. Schließlich gibt es in auch nur wenige Belege dafür, dass von den Prozessen, die von psychoanalytischen Therapeuten angestrebt werden (»Übertragungsprozesse«, bei denen die Gefühle aus früheren Zeiten in der Therapie wieder lebendig werden), besonders heilsame Wirkungen bei der Behandlung chronischer Schmerzen ausgehen. Erfolgreicher scheinen tiefenpsychologische Therapien dann zu sein, wenn aktuelle Probleme mit einbezogen werden und wenn die Behandlung gemeinsam mit anderen Betroffenen erfolgt (Gruppentherapie).

Therapie ist nur dann erfolgversprechend, wenn darin auch aktuelle Lebensprobleme behandelt und einer Lösung zugeführt werden

7

Verhaltenstherapie

Aus verhaltenstherapeutischer Sicht liegt der Schwerpunkt der Behandlung darauf, das Erscheinungsbild der Schmerzen und deren »aufrechterhaltende Bedingungen« zu beeinflussen. Verhaltenstherapeuten gehen davon aus, dass Schmerzen durch psychische (z. B. Stimmungen, Gedanken) und soziale Einflüsse (z. B. Stress oder Hilfe von anderen) aufrechterhalten, aber auch gelindert werden können. Zwar wird nicht ausgeschlossen, dass sich Schmerzen aufgrund von belas-

Ziel der Verhaltenstherapie: schmerzauslösende Einflüsse zu erkennen und schmerzförderndes Verhalten zu verringern

tenden Erfahrungen in der Lebensgeschichte des Patienten entwickelt haben können, der Blick ist aber vor allem in die Zukunft gerichtet. Ob in dem Schmerz vielleicht symbolisch unbewusste Wünsche aus der eigenen Vergangenheit zum Ausdruck kommen, spielt hier nur eine untergeordnete Rolle.

Vorgehen in der Verhaltenstherapie

Im Vordergrund der Verhaltenstherapie steht das Einüben neuer Denk- und Verhaltensweisen

Das Ziel verhaltenstherapeutischer Ansätze ist es, Ihre Fähigkeit zur Selbstbeeinflussung Ihrer Schmerzen durch bestimmte Verhaltensweisen zu fördern oder diese Fähigkeit und Bereitschaft neu zu entwickeln. Üblicherweise wird dazu der Schmerz auf verschiedenen Ebenen betrachtet. Analysiert wird zum Beispiel die Ebene der Schmerzempfindung (z. B.: Unter welchen Umständen empfinde ich den Schmerz wie intensiv?), der Schmerzbewertung (z. B.: Wie erträglich ist der Schmerz?), der gedanklichen Schmerzverarbeitung (z. B.: Ich muss mich jetzt ablenken, sonst muss ich später Medikamente nehmen), des Schmerzverhaltens (z. B.: Wenn ich Schmerzen habe, tue ich gar nichts mehr) und die Ebene der körperlichen Begleitprozesse (z. B.: Wie kann ich meine Muskelverhärtungen lösen?). Dabei werden körperliche Symptome oder Schmerzen häufig als Signale des Körpers interpretiert, durch die der Körper darauf hinweist, dass Ihr Verhalten zu dauerhaften Belastungen oder Überforderungen führt. Im Vordergrund der Therapie stehen die Verbesserung der Konzentrations- und Entspannungsfähigkeit und die Gestaltung der Alltagsabläufe und Alltagsbeziehungen. Anders als bei tiefenpsychologisch fundierter Therapie liegt der Schwerpunkt hier auf dem Verhalten außerhalb der Sitzungen. Der gemeinsamen Suche nach schmerzverstärkenden oder -lindernden Einflüssen im Alltag folgen meist Vorschläge oder Trainings für alternative Verhaltensweisen, die den Schmerz und seine Auswirkungen im Alltag eingrenzen. Häufig werden dazu bestimmte »Verhaltenstechniken« vermittelt wie ☞ Entspannungsmethoden, bildliche Vorstellungen oder bestimmte Formen des Selbstgesprächs und es wird vereinbart, wann und wo diese im Alltag angewendet werden sollen.

Mögliche Probleme

Wenn Sie in Ihren Schmerzen vor allem Signale Ihres Körpers sehen, die darauf hinweisen, dass Sie »tiefer liegende« Konflikte mit sich selbst oder mit anderen noch nicht gelöst haben, dann sind sie möglicherweise von der Behandlung enttäuscht. Da das Ziel der Therapie darin besteht, dass Sie neue Verhaltensweisen oder Techniken im Alltag ausprobieren oder auch regelmäßig üben, wird großer Wert auf Ihre aktive Mitarbeit gerade auch außerhalb der Therapiesitzungen gelegt. Wenn Sie Ihre Mitarbeit auf die Therapiekontakte beschränken, wird der Behandlungserfolg schwächer sein oder auch ausbleiben.

Bei schwacher Motivation und zögerlicher Umsetzung des veränderten Verhaltens in den Alltag geringe Erfolgschancen

Hypnosetherapie (auch Hypnotherapie)

Die meisten Menschen reagieren zurückhaltend auf das Angebot, hypnotisiert zu werden. Zu sehr sind Vorurteile zur Hypnose verbreitet, die den Hypnotiseur als übermächtig und den Hypnotisierten als hilflos ausgelieferte Marionette darstellen. Allerdings ist unbestritten, dass Hypnose zu erheblicher Schmerzlinderung führen kann, wie etwa durch Operationen an hypnotisierten Patienten ohne Narkose gezeigt werden kann. Ebenfalls bekannt sind Beispiele von indischen Fakiren, die in der Lage sind, sich ziemlich unangenehme Verletzungen zuzufügen, nachdem sie sich zuvor durch Selbsthypnose in einen Trancezustand versetzt haben.

Sie können lernen, körperliche Beschwerden vom Bewusstsein fern zu halten oder einfach zu vergessen

Als Patientin oder Patient mit chronischen Schmerzen sollten Sie wissen, dass Hypnose nichts weiter ist als eine lernbare Methode, mit deren Hilfe ein bestimmter Bewusstseinszustand erreicht werden kann, in dem Schmerzempfindungen stark in den Hintergrund treten. Vermutlich sind die meisten Menschen zu einer so genannten Trance in der Lage, in der sie für bestimmte Signale (z. B. eine bestimmte Stimme oder eine bestimmte Musik) besonders empfänglich sind. Eine erste Stufe dieses Zustandes erleben Sie bereits dann, wenn Sie im Fernsehen einen spannenden Film sehen und davon so gebannt sind, dass Sie andere Einflüsse (z. B. Geräusche) nicht wahrnehmen. In der Hypnosetherapie wird diese Fähigkeit der meisten Menschen zu einer konzentrierten Aufmerksamkeit genutzt, um Schmerzen auszublenden oder zumindest zeitweise zu »vergessen«. Die Risiken einer Hypnotherapie sind gering. Sie können sicher sein, dass nichts gegen Ihren Willen geschehen wird. Unangenehme oder nachteilige Nebenwirkungen sind nur bei Patienten mit erheblichen psychischen Störungen (z. B. Schizophrenie) beobachtet worden.

Vorgehen in der Hypnosetherapie

Normalerweise befinden Sie sich in einer bequemen Lage und hören den Worten des Therapeuten zu. Nach einer so genannten Einführung (Induktion) sind Sie – im günstigen Fall – mit geschlossenen Augen in einem entspannten, aber sehr konzentrierten Zustand.

»(...) und es ist jetzt nicht mehr wichtig, ob Sie meine Stimme hören, denn Ihre ganze Aufmerksamkeit richtet sich jetzt auf Ihr linkes Bein, und Sie spüren das Gewicht Ihres Beines überall dort, wo es die Unterlage berührt (...) an jeder Stelle der Unterlage können Sie wahrnehmen, wie schwer Ihr Bein ist (...) nicht mehr warm (...) nicht mehr geschwollen, sondern einfach nur schwer ... wie Blei (...) und vielleicht wundern Sie sich, wie sich das Gewicht des Beines so verändern kann (...) wie von selbst, ohne jede Anstrengung. (...) Und Sie wissen, dass sich die angenehmen Empfindungen in Ihrem linken Bein noch weiter verstärken können, wenn Sie sich vorstellen, dass eine kühle und klare und reinigende Flüssigkeit Ihr Bein durchströmt (...) von der Hüfte aus fließt diese Flüssigkeit langsam durch das Bein und sie sorgt für angenehme Kühlung bis hinunter in die Füße (...) und mit der Flüssigkeit fließen die Schmerzen ganz langsam (...) unten aus dem Bein heraus ... «

Auszug aus einer Hypnosesitzung mit einem Schmerzpatienten mit chronischen Knie- und Unterschenkelschmerzen

Die vom Therapeuten genannten Suggestionen können sehr unterschiedlich sein, häufig werden bestimmte Vorstellungsbilder oder bestimmte Empfindungen suggeriert, die den Schmerz oder auch Gefühle oder Verhaltensweisen direkt beeinflussen sollen. Dabei werden Wirkungen angestrebt, die über die Therapiesitzung hinaus andauern.

Mögliche Probleme

Wenig geeignet ist eine Hypnosebehandlung, wenn Sie dieser Methode ablehnend gegenüber stehen, wenn Sie sich nur schwer entspannen können, wenn Sie auf die Suggestionen unwillig oder verärgert reagieren oder wenn Sie zum Therapeuten oder zur Therapeutin kein Vertrauen haben. Wenn Sie Schwierigkeiten haben, sich zu entspannen, sich etwas Bestimmtes vorzustellen oder sich in einen bestimmten Zustand hineinzuversetzen, dann können Sie dies zunächst auch ohne Therapeut üben (☞ Einzelne Techniken).

Einzelne Techniken

Mitunter profitieren Schmerzpatienten von bestimmten Entspannungs- oder Konzentrationstechniken, mit deren Hilfe sie Schmerzen beeinflussen, mitunter auch ganz verschwinden lassen können. Die wichtigsten sind hier aufgeführt.

Entspannungsmethoden

Durch intensive Entspannung und Konzentration können auch starke Schmerzen gelindert werden

Bei chronischen Schmerzen gelten Entspannungsmethoden als Standardverfahren zur Selbsthilfe. Sie wirken sich in der Regel auf die Muskulatur und auf den Bewusstseinszustand aus. Grundsätzlich ist jeder dazu in der Lage, die eigene Entspannungs- und Konzentrationsfähigkeit durch regelmäßiges Üben zu verbessern. Dadurch kann sich der Körper oder Teile vorübergehend sehr verändert anfühlen (z. B. ungewöhnlich schwer, leicht oder auch schmerzfrei). Vorteile dieser Verfahren sind, dass sie auf Tonträgern (Kassetten, CDs) erhältlich sind und problemlos zu Hause oder in der Freizeit eingesetzt werden können. Zu den bekanntesten Methoden zählen die Progressive Muskelentspannung (nach Jacobson) und das Autogene Training (nach Schultz). Negative Nebenwirkungen dieser Methoden bei der Behandlung chronischer Schmerzen sind nicht bekannt.

Progressive Muskelentspannung: Dabei werden Sie in entspannter Lage angeleitet, nacheinander verschiedene Muskeln oder Muskelgruppen des Körpers kurz anzuspannen, dann wieder locker zu lassen und sich dabei auf den Übergang von Anspannung zu Entspannung der Muskulatur zu konzentrieren. Das Training beginnt mit einer Auswahl von Muskeln, es können aber nahezu alle Muskelgruppen von der Stirn bis zu den Fußsohlen einbezogen werden. Auf diese Weise sollen Muskelspannungen gelöst, spannungsbedingte Schmerzen gelindert und die Wahrnehmung des eigenen Körpers verbessert werden.

»(...) Richten Sie Ihre Aufmerksamkeit nun auf die Unterseite Ihrer Arme. Die Arme liegen bequem auf den Lehnen, sie sind ganz entspannt. (Pause) Spannen Sie nun die Muskeln an der Unterseite Ihrer Arme an, indem Sie die Handflächen auf die Lehnen drücken. (Pause) Halten Sie diese Spannung (Pause) und wenn Sie jetzt die Spannung lösen, achten Sie ganz darauf, wie sich das Gefühl in den Armen verändert, wie die Spannung immer weiter (Pause) und weiter nachlässt. (Pause) Auch wenn Sie das Gefühl haben, Ihre Arme sind jetzt schon entspannt, Sie können sie immer noch weiter entspannen. (...)«

Auszug aus einem Muskelentspannungstraining nach Jacobson

Autogenes Training: Dabei wird versucht, in einer entspannten Körperhaltung (d. h. bequem sitzend oder liegend) durch die Wiederholung bestimmter formelhafter Sätze (z. B. »Mein rechter Arm ist ganz schwer«, »Es atmet mich«) ein Entspannungsgefühl hervorzurufen oder zu vertiefen. Anders als bei der Progressiven Muskelentspannung wird der vertiefte Entspannungszustand hier eher vom Kopf aus als von der Muskelwahrnehmung her eingeleitet. Das Ziel ist

Manche Patienten erreichen so eine tiefe Entspannung

es, die physiologischen Reaktionen des Körpers so an das Hören oder Denken dieser Sätze zu gewöhnen, dass nach längerer Übung bereits wenige Wiederholungen ausreichen, um einen sehr tiefen (möglichst schmerzgelinderten oder schmerzfreien) Entspannungszustand zu erreichen.

Mögliche Probleme der Entspannungstrainings
Viele Patientinnen und Patienten hören nach einigen Einführungsübungen wieder auf, weil die anfängliche Wirkung weniger stark ist, als erhofft. Entscheidend für den Erfolg ist aber die wiederholte Durchführung. Wenn Sie im Alltag ohnehin keine Gelegenheit zur Durchführung schaffen, werden Sie vermutlich kaum davon profitieren. Manche Patienten stört der Anweisungscharakter der Übungen (z. B. »Achten Sie jetzt auf Ihre Hand!«), andere stört, dass das Gesagte (z. B. »Rechter Arm ganz schwer») nicht mit den Empfindungen übereinstimmt. Es kann sinnvoll sein, einzelne Elemente aus verschiedenen Konzentrations- und Entspannungstrainings zu kombinieren, wenn Sie dadurch die Wirkung verbessern können.

Schmerzbewältigungstrainings

Kombination verschiedener psychologischer Methoden, die die Verarbeitung chronischer Schmerzen erleichtern können

Schmerzbewältigungstrainings sind stärker als Entspannungstrainings auf eine veränderte Wahrnehmung und Verarbeitung von Schmerzen ausgerichtet. Sie werden sowohl stationär in Fachkliniken, als auch ambulant zum Beispiel unter dem Dach einer Selbsthilfeorganisation (z. B. Deutsche Rheumaliga) angeboten. Meist beinhalten die in Gruppen von sechs bis zwölf Teilnehmern durchgeführten Programme folgende Bausteine:

- Informationen zu chronischen Schmerzen (Ursachen, Behandlungsmöglichkeiten);

- Anleitung zu gezielter Selbstbeobachtung im Alltag (Unter welchen äußeren (z. B. Wetterwechsel, körperliche Belastung) und inneren Bedingungen (z. B. Stimmungen) nehmen Ihre Schmerzen zu oder ab? Wie können Sie dieses Wissen nutzen, um möglichst lange schmerzfreie Zeiten zu erleben?);
- Entspannungstraining – Sie lernen Techniken, wie Sie durch Konzentration auf körperliche Veränderungen (z. B. Ihren Atem, die Muskulatur) den Körper entspannen können;
- Vorstellungsübungen – Sie üben Techniken, wie Sie Ihre Schmerzen in der Entspannung mit bestimmten Vorstellungsbildern kombinieren (z. B. kann die Vorstellung, dass Sie Ihre schmerzhaft entzündete Hand in Eiswasser tauchen, bei geübten Teilnehmern zu einer spürbaren Schmerzlinderung führen);
- Austausch mit anderen Betroffenen – hier geht es vor allem um die Wechselwirkungen zwischen dem Verhalten Ihrer Mitmenschen (Freunde, Arbeitskollegen, Familienangehörige) und Ihrem eigenen Verhalten, insbesondere wenn davon auch Ihre Schmerzen betroffen sind.

Mögliche Probleme

Je nach Gruppenzusammensetzung und Gruppenleiter entwickelt sich mitunter ein Gruppenklima, in dem sehr viel über Schmerzen geklagt wird. Wenn Sie darin nur eine zusätzliche Belastung sehen, werden Sie nur wenig davon profitieren. Ein weiteres Problem kann darin bestehen, dass Sie nur über Bewältigungstechniken informiert werden, dann aber die Zeit zum Einüben fehlt. Der Erfolg steht auf dem Spiel, wenn Sie die vermittelten Techniken und Verhaltensänderungen nicht regelmäßig üben, andernfalls kann man auch nicht wirklich von einem »Training« sprechen.

Der Erfolg hängt auch hier vom Übungsaufwand ab

Biofeedback

Hilfe zur Verbesserung der Wahrnehmung und bewussten Beeinflussung körperlicher Vorgänge

Biofeedback bedeutet: Rückmeldung von körperlichen (biologischen) Signalen. Dazu erhalten Sie über ein Biofeedbackgerät eine sichtbare oder hörbare Rückmeldung über körperliche Veränderungen, die Sie ohne dieses Gerät nicht oder nur ungenau wahrnehmen können (z. B. Informationen über den Anspannungsgrad Ihrer Muskulatur oder die Weite bestimmter Blutgefäße). Das Ziel der Methode ist es, dass Sie Ihre Körperwahrnehmung verbessern und zugleich schmerzauslösende oder -verstärkende körperliche Prozesse beeinflussen lernen. Dazu werden Messfühler am Körper angebracht. Die von dort ausgehenden elektromagnetischen Signale werden elektronisch direkt in sichtbare (Monitor) oder hörbare (Kopfhörer) Signale umgewandelt. Sie sehen dann zum Beispiel einen Balken oder einen Kreis auf einem Bildschirm, der anzeigt, wie sehr ein bestimmtes Blutgefäß (etwa bei der ☞ Migränebehandlung) im selben Moment geweitet ist. Ihre Aufgabe als Patient besteht darin, herauszufinden, wie der Balken auf dem Bildschirm möglichst schmal werden kann, indem Sie dieses Blutgefäß zusammenziehen und damit die Schmerzursache ausschalten.

Methode eignet sich am besten, wenn das zu behandelnde Problem auf eine umschriebene körperliche Region begrenzt ist

Biofeedback hat sich besonders bewährt, wenn das körperliche Problem auf eine eng umschriebene körperliche Region begrenzt ist (z. B. bei schmerzhaften lokalen Muskelverhärtungen). Manchen Patienten hilft sie aber auch einfach dabei, ein besseres Gefühl für körperliche Prozesse zu entwickeln und sich zu entspannen. Die Vorteile liegen in der leichten und flexiblen Anwendbarkeit. Es gibt kleine transportable

Geräte, das Training ist daher nicht an bestimmte Orte wie die Arztpraxis gebunden. Besondere Risiken oder Nebenwirkungen bestehen nicht.

Mögliche Probleme

Schwierigkeiten können durch zu viel Ungeduld insbesondere zu Beginn der Behandlung auftreten. Auch Ihr Therapeut kann Ihnen nicht ganz genau erklären, wie Sie vorgehen sollen; Sie müssen das in enger Abstimmung mit den Biofeedbacksignalen selbst herausfinden. Zwar erhalten Sie Hinweise etwa zur Körperhaltung, zur Atmung, zu Gedanken oder Gefühlen während der Übungen, häufig müssen die verschiedenen Einflussfaktoren jedoch ganz individuell kombiniert werden, um den gewünschten Effekt zu erzielen. Wenn Erfolge auf sich warten lassen, dann kann das auch an der Einstellung des Biofeedbackgerätes liegen. Ältere Geräte müssen jeweils durch eine vorgeschaltete Testphase an den Patienten angepasst werden, bei neueren ist dies nicht nötig. Erfolge hängen auch davon ab, von welchem körperlichen Unterschied an das Gerät eine Veränderung zurückmeldet. Wird der Unterschied zu klein festgelegt, dann verändert sich der Balken auf dem Bildschirm andauernd, wird er zu groß festgelegt, dann verändert sich der Balken vielleicht gar nicht mehr. Hier gilt es auszuprobieren, bis man die beste Einstellung gefunden hat.

Etwas Geduld, Experimentierfreude und Neugier auf ungewohnte körperliche Reaktionen fördern den Behandlungserfolg

7

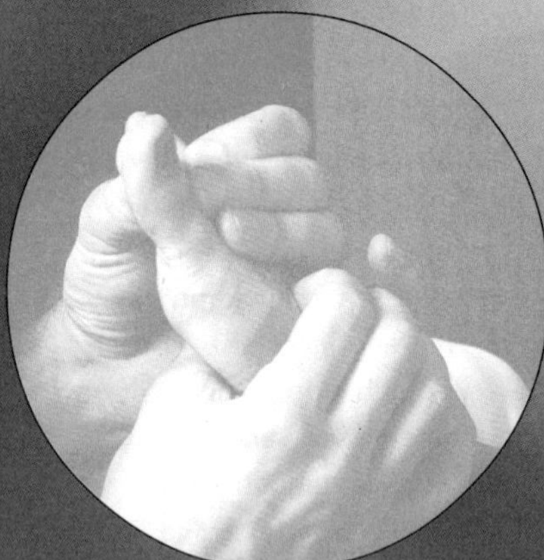

Kapitel 8

»Alternative« Behandlungsmethoden

Als »alternativ« gelten Methoden, denen Vorstellungen von den Schmerz- und Krankheitsursachen sowie von Behandlungsmethoden zugrunde liegen, die nicht oder nur teilweise mit einem wissenschaftlichen oder »schulmedizinischen« Denken in Einklang zu bringen sind. Soweit sie wissenschaftlich auf ihre Wirksamkeit überhaupt geprüft sind (☞ Das Problem: Große Lücken zwischen behaupteter und nachgewiesener Wirksamkeit), haben sie sich als unwirksam erwiesen. Damit fehlt ihrer Anwendung eine Erfolgswahrscheinlichkeit, die über den ☞ Placeboeffekt oder den Zufall hinausgeht.

Viele Vertreter »alternativer« Methoden kritisieren die systematische und analytische Vorgehensweise in der Medizin und fordern eine »ganzheitliche« Betrachtung

Viele Vertreter alternativer Behandlungsmethoden kritisieren das »schulmedizinische« Vorgehen als ungeeignet oder gar schädlich, weil es den Menschen nicht als Einheit aus Körper und Seele begreife oder weil es die »spirituelle Dimension« von Krankheit und Heilung vernachlässige. Der Versuch wissenschaftlicher Methoden, auch komplizierte Zusammenhänge zwischen körperlichen Prozessen (z. B. Nervenleitung) und psychischen Prozessen (z. B. Schmerzempfinden) möglichst genau zu beschreiben und zu erklären, wird hier als Mangel gedeutet, der dem Patienten nicht weiterhelfe.

Behandlungsansätze profitieren vor allem von der Hoffnung vieler Patienten

Nach einer Studie an Patienten mit chronischen Rückenschmerzen nehmen über 40 % der Betroffenen so genannte alternative Behandlungsmethoden in Anspruch. Entsprechend groß ist der Markt für Angebote, die meist unter der Überschrift der ☞ »ganzheitlichen« Behandlung auf sich aufmerksam machen. Offen bleibt dabei, ob es die vielen Therapieangebote gibt, weil sie so wirksam sind oder weil einfach die Not so groß ist und so viele Patienten an Schmerzen leiden. Informations- und Werbebroschüren, Werbeveranstaltungen, Bücher, Ratgeber, Internetpräsentationen usw. verschiedener Anbieter scheinen dafür zu sprechen, dass viele der Methoden vor allem dort wirksam sind, wo die »traditionellen« medizinischen oder auch psychologischen Methoden versagen. Hoch im Kurs stehen vor allem fernöstliche und homöopathische Ansätze, aber auch esoterische Heilungsrituale und bestimmte manuelle Therapieansätze fallen in diese Gruppe. Typische Merkmale alternativer Behandlungsansätze sind entweder sehr einfache oder auch sehr unwahrscheinliche Erklärungen für körperliche Symptome und Schmerzen.

»Ganzheitlichkeit« – ein inhaltlich unbestimmtes Schlagwort, mit dem um Patienten geworben wird

Was ist »ganzheitliche« Behandlung?

Allein in der Medizin gibt es mindestens sechs verschiedene Facharztrichtungen, die sich zum Beispiel auf Schmerzen im Beckenbereich spezialisiert haben. Jeder von ihnen betrachtet den Schmerz unter einem anderen Aspekt und sieht nur einen bestimmten Ausschnitt. Die Lücke, die dadurch in der Behandlung von Patienten entstand, wurde von Kritikern der Medizin unter dem Schlagwort der »ganzheitlichen Behandlung« ausgefüllt.
Allerdings gibt es verschiedene Vorstellungen von »Ganzheitlichkeit«. Heute verwenden viele Kritiker diesen Begriff, obwohl sie ganz Unterschiedliches damit bezeichnen. Ganzheitliche Behandlung kann zum Beispiel bedeuten:

- Beeinflussung sowohl körperlicher als auch psychischer Vorgänge;
- Beeinflussung des Denkens, des Fühlens und des Verhaltens;

- Berücksichtigung der besonderen psychischen Eigenarten des Patienten bei der Auswahl der Behandlungsmethode;
- Behandlung mit einer Vielzahl unterschiedlicher Behandlungsmethoden;
- Einbeziehung vergangener, gegenwärtiger und zukünftiger Entwicklungen;
- Einbeziehung einer geistlichen oder spirituellen Ebene in die Beeinflussung körperlicher oder psychischer Vorgänge usw.

Die Liste der Anbieter, die mit ganzheitlicher Behandlung werben, ist lang. Die meisten wollen sich abheben von Behandlungsansätzen, die Schmerzen systematisch, schrittweise und nüchtern analysieren und darauf ihre Behandlung ausrichten. Dadurch ist die »ganzheitliche Behandlung« zu einem glitzernden Modewort geworden, das ohne weitere Ergänzung wenig aussagt und mit dem sich jeder nach Belieben schmücken kann.

Das Verkaufsprinzip: Einfach und unwahrscheinlich

Unbewiesene Glaubensvorstellungen und persönliche Überzeugungen als Basis für die Wirkung

So geht zum Beispiel die Homöopathie von der recht einfachen Vorstellung aus, sehr viele unterschiedliche Krankheiten und Zustände (u. a. chronische Schmerzen) könnten nach dem gleichen Prinzip behandelt werden. Die Idee: Man gibt die Substanzen, die normalerweise bestimmte Krankheiten verursachen, in so dünner Konzentration, dass sie nicht krank machen, sondern den Körper zu einer Gegenreaktion veranlassen. Durch die Verdünnung enthalten die eingenommenen Mittel keine nachweisbaren Wirkstoffe mehr, sodass eine Wirkung aufgrund dieser Stoffe extrem unwahrscheinlich wäre. Trotzdem wird die Tatsache, dass sich jemand nach Einnahme der Mittel wieder besser fühlt, als Beweis für die Wirksamkeit des Wirkstoffes und die Gültigkeit des homöopathischen Prinzips angesehen, auch wenn andere Erklärungen viel nahe liegender wären (☞ Placebo).

Verschobene Gelenke oder Wirbel sind Mitverursacher chronischer Schmerzen, aber Schmerzfreiheit durch Verschieben dieser Gelenke ist langfristig unwahrscheinlich

Ein zweites Beispiel: Chiropraktiker gehen manchmal davon aus, dass ein chronisch schmerzhafter Zustand eines Gelenks durch das Einrenken von Knochen und Wirbeln schnell und dauerhaft korrigiert werden könne. Dies ist deshalb sehr unwahrscheinlich, weil an den chronischen Verhärtungen oder Anspannungen der Muskulatur im Gelenkbereich immer auch Einflüsse der Muskeln und Sehnen sowie der Steuerung dieser Muskeln durch das Gehirn beteiligt sind. Das im Gehirn oder Rückenmark gespeicherte Programm, das den Spannungsgrad der Muskulatur steuert, wird durch plötzliche Druck- oder Zugbewegungen aber kaum verändert. Daher ist die Wahrscheinlichkeit hoch, dass die schmerzhafte Muskelverspannung nach einiger Zeit wieder auftritt, wenn die Patienten nicht auch zusätzlich ihr Verhalten im Alltag ändern lernen.

Ein drittes Beispiel: Verschiedene so genannte Körpertherapien (z. B. Reiki, Shiatsu, Rolfing), die besonders mit Massagen und eher sanften körperlichen Berührungen arbeiten, betonen, dass durch bestimmte körperliche Berührungen eine direkte Wirkung auf Energiefelder oder auf blockierte Energieströme ausgeübt werden könnten. Erkennbar oder gar messbar sind solche Energiefelder, Blockaden usw. aber leider nicht. Natürlich geht es vielen Schmerzpatienten nach sanften Massagen besser. Allerdings »wirken« Massagen auch ohne Annahmen über Kraft- und Energiefelder und -flüsse, Chakren, Auren, emotionale Blockaden und Ähnlichem. Dennoch wird das schlichte Ergebnis, dass eine Massage zu einem verbesserten Befinden führt, als Beleg für die Gültigkeit der eigenwilligen Interpretationen verwendet.

Übersicht über »alternative Methoden« zur Schmerzbehandlung *(Auswahl)*

Name	Was wird dort getan?
Chiropraxis	Es wird versucht, die Beziehung zwischen dem Nervensystem und körperlichen Funktionen vorwiegend durch manuelle Techniken (Drücken, Ziehen, Einrenken) zu verbessern und z. B. schmerzhafte Blockierungen von Bewegung zu lösen. Körperhaltungen und Bewegungen werden als Ausdruck einer psychologischen Haltung zu sich selbst interpretiert.
Homöopathie	Es werden Substanzen, die normalerweise Krankheiten auslösen, in einer extremen Verdünnung zur Einnahme gegeben. Dahinter steht die Annahme, dass man eine natürliche Abwehrreaktion des Körpers auslösen könne, indem man die krankmachende Substanz unterschwellig verabreicht.
Osteopathie	Der Osteopath überprüft die körperliche Haltung und Beweglichkeit und stellt fest, welche Muskelgruppen gespannt und verspannt sind. Daraus erschließt er »Bewegungsblockaden« im Körper. Zur Behandlung werden verschiedenen Grifftechniken angewendet.

...

...

Name	Was wird dort getan?
Reflexzonen-massage	Bestimmte Punkte am Körper (v. a. am Fuß) werden massiert/stimuliert, von denen angenommen wird, dass sie über Meridiane (»Energieleitbahnen«) mit bestimmten Organen im Körperinneren in Verbindung stehen. Durch eine Reizung der Punkte sollen die Störungen oder Schmerzen in den entsprechenden Organen oder Körperteilen behandelt werden.
Rolfing	Im Vordergrund stehen massageähnlichen Techniken (Druck, Bewegung, Wärme) mit dem Ziel einer allgemeinen Förderung der Entspannung. Beim Rolfing wird der Körper und nicht die schmerzende Stelle behandelt. Muskulatur und Bindegewebe werden tiefenmassiert und Gelenke verschoben. Ebenso werden Bewegungsmöglichkeiten aufgezeigt und die Selbstwahrnehmung des Patienten erweitert.
Shiatsu	Durch leichten Druck auf bestimmte Körperstellen, die über den ganzen Körper verteilt sind, sollen Meridiane stimuliert und tiefliegende »Blockaden« und »Spannungen« gelöst werden.

Die Kosten für diese Methoden werden von den gesetzlichen Krankenkassen in aller Regel nicht übernommen.

Das Problem: Große Lücken zwischen behaupteter und nachgewiesener Wirksamkeit

Wie sieht es mit den Wirksamkeitsnachweisen dieser Methoden aus? Für die überwiegende Mehrzahl alternativer Methoden wurden Wirksamkeitsnachweise bislang nicht erbracht. Um so mehr sollten Sie sich als Patientin oder Patient fragen, mit welcher Berechtigung Ihnen diese Behandlungen – häufig für viel Geld – angeboten werden. Eine dazu durchgeführte Recherche in der größten medizinischen Datenbank (medline) zur Wirksamkeit ausgewählter alternativer Behandlungsmethoden führte zu folgenden Ergebnissen:

- Es gibt kaum wissenschaftliche Studien, die verlässliche Aussagen zur Wirksamkeit der aufgeführten Methoden (siehe Tabelle zuvor) zulassen.

Die Wirksamkeit ist unzureichend wissenschaftlich nachgewiesen

- Von den wenigen veröffentlichten Studien zur Wirksamkeit einzelner alternativer Behandlungsmethoden wurde nur ein Bruchteil an Patienten mit chronischen Schmerzen durchgeführt. Zur Wirksamkeit von ☞ Alexander-Technik, zur ☞ Feldenkrais-Methode und zu Rolfing (Körpertherapie) liegen bislang keine Untersuchungen vor, je eine zu Osteopathie, Reiki, Shiatsu, QiGong und Yoga, zwei zur Chiropraxis und drei zur Wirksamkeit von Homöopathie bei chronischen Schmerzen.
- In fast allen Studien zur Wirksamkeit einzelner alternativer Behandlungsmethoden stellte sich heraus, dass diese Behandlungsmethoden nicht wirksamer waren als andere (nicht alternative) Methoden. Das häufigste Fazit: Die Methode scheint meist nicht zu schaden, es ist aber ist auch kein »spezifischer« (d. h. durch die spezielle Methode bedingter) zusätzlicher Nutzen nachzuweisen. Das heißt: Bei massage- und berührungsbetonten Methoden wie Reiki, Shiatsu oder Rolfing zeigt sich erwartungsgemäß eine entspannende Wirkung der körperlichen Berührungen. Bei Methoden, die auf Haltungs- und Bewegungskorrekturen abzielen (z. B. Osteopathie, Alexander-Technik, Feldenkrais-Methode), zeigt sich

Alternative Behandlungsmethoden nicht wirksamer als herkömmliche, allerdings fördern sie fragwürdige Erklärungsmuster

vor allem, dass sich ein genaueres Bewusstsein für körperliche Prozesse und regelmäßige Bewegung meist positiv auf den Umgang mit Schmerzen auswirken. Bei homöopathischen Behandlungen zeigt sich, dass die Wirkung derjenigen entspricht, die allein durch die Erwartung einer wirksamen Therapie erreicht werden kann.

Die geringe Zahl an Wirksamkeitsnachweisen bei chronischen Schmerzen hat verschiedene Gründe. Zum Beispiel fordert der Gesetzgeber bei homöopathischen Medikamenten keinen Wirksamkeitsnachweis, weil die Menge therapeutisch wirksamer Inhaltsstoffe hier zu gering ist. Und ohne gesetzlichen Druck scheint das Bedürfnis gering zu sein, die Wirksamkeit der Methode nachzuweisen. Zudem werden die Zusammenhänge in alternativen Behandlungsansätzen als so »komplex« beschrieben, dass sie sich angeblich kaum systematisch untersuchen lassen. Stattdessen wird betont, dass jeder individuell (d. h. aber häufig auch: nach intuitiven, willkürlichen und zufälligen Kriterien) behandelt werden müsse. Wer so argumentiert, hat vermutlich wenig Interesse an einer Kontrolle seines Tuns.

Eine vernünftige Erklärung: Placebo

Anders als für die Wirksamkeit alternativer Behandlungsmethoden, für die es meist keine wissenschaftlichen Wirksamkeitsnachweise gibt, ist die Wirksamkeit von Placebo recht gut untersucht. Dies gilt insbesondere für die Behandlung von Schmerzen. Als Placeboeffekte werden die Wirkungen einer Behandlung bezeichnet, die nicht durch die Maßnahme selbst (z. B. die Wirksubstanz in einem Medikament), sondern allein durch die Tatsache einer Behandlung und die Erwartung einer (positiven) Behandlungswirkung auftreten. Wenn Sie also – aus welchen Gründen auch immer – erwarten, dass ein bestimmter Arzt oder Therapeut, ein Medikament, eine Operation oder was auch immer Ihnen spürbar helfen kann oder helfen wird, dann erklärt allein diese Erwartung bereits einen erheblichen Teil des Behandlungserfolgs. Es konnte gezeigt werden, dass bei bis zu 70 % von Patienten mit Kopfschmerzen, 80 % der Patienten mit rheumatischen Schmerzen und bis zu 90 % der Patienten mit Tumorschmerzen die Placebowirkung zu einer spürbaren Schmerzlinderung führt.

Placeboforschung stellt viele Ergebnisse der wissenschaftlichen Wirkungsforschung bei chronischen Schmerzen auf den Kopf. Es gibt Hinweise darauf, dass die Placebowirkung nahezu alle Bereiche medizinischer und psychologischer Schmerzbehandlung betrifft.

Allein die Erwartung, dass die Beschwerden durch die Behandlung gelindert werden, ist nachweislich wirksam

Beispiele für Placeboeffekte

Hoch gelobte Medikamente werden in ihrer Wirkung von Patienten meist überschätzt. Wird ein Schmerzmittel mit hohen Erwartungen neu auf dem Markt angepriesen, dann wird die Wirkung durchschnittlich stärker empfunden als im späteren Verlauf, wenn die Erwartungen an die Wirksamkeit realistischer geworden sind.

Drei von vier Patienten mit angeblich bandscheibenbedingten Rückenschmerzen haben nach einer Bandscheibenoperation weniger Beschwerden auch dann, wenn sich während der Operation herausstellt, dass die Bandscheibe in Ordnung war und nicht operiert werden musste. Vermutlich führt hier einfach die Erwartung, dass sich durch die Operation etwas verbessert haben müsste, zu einer Verbesserung der Beschwerden.

Etwa jeder zweite profitiert von einer TENS-Behandlung und von Elektromassage, auch wenn kein Strom fließt. Offenbar ist die Erwartung, dass vom Strom eine heilende und schmerzlindernde Wirkung ausgehe, wichtiger als der Strom selbst.

Unerwünschte Nebenwirkungen von Schmerzmitteln sind schwächer, wenn der Patient dies erwartet. Erwartungen scheinen sich folglich auf die erwünschten und unerwünschten Wirkungen der Medikamente auszuwirken.

Größere Pillen und häufigere Einnahmen von Kapseln oder Spritzen zeigen bei gleicher Menge an Wirksubstanz stärkere Effekte in der Schmerzbehandlung als kleine Pillen oder Tabletten, die seltener eingenommen werden. Auch hier gilt: Nicht der Wirkstoff allein, sondern die Wirkung, die Sie dem Wirkstoff zuschreiben, entscheidet über die erlebte Wirkung.

Wirksame und unwirksame Therapien nutzen die Wirkung, die durch die Erwartung der Besserung und Schmerzlinderung entstehen kann

Wichtig für den Behandlungserfolg ist also, was Sie als Patientin oder Patient von der Therapie erwarten. *Alle Therapien machen sich diesen Erwartungseffekt zunutze.* Bei alternativen Behandlungsmethoden ist der Placeboeffekt jedoch besonders hoch zu veranschlagen. Dagegen ist im Übrigen nichts einzuwenden, wohl aber dagegen, dass Sie als Patientin oder Patient mitunter viel Geld dafür bezahlen, um letztlich nur an wundersame oder einfach unsinnige Zusammenhänge zu glauben.

Erklärbar ist der Placeboeffekt zum Teil durch biochemische Veränderungen im Gehirn, da die Erwartung von Schmerzlinderung auch mit der Freisetzung schmerzlindernder Substanzen (Endorphine) im Gehirn einhergehen kann. Unabhängig davon können positive Behandlungserwartungen auch zu einer positiveren Einstellung zum Schmerz und zu einer genaueren und bewussteren Wahrnehmung des eigenen Körpers führen. Vermutlich wirkt bei vielen alternativen Behandlungsansätzen vor allem die spezielle Inszenierung eines Behandlungsrituals. Ob also zum Beispiel bei der Behandlung die Ferse oder der Zeh stimuliert wird, ob die Stimulationsbewegung kreisend oder nicht kreisend ist, ob Sie als Patient mit Rückenschmerzen drei oder vier der vorgeschriebenen Bewegungsabläufe befolgen, ob Sie an Energiezentren in Ihrem Körper glauben oder nicht, das alles ist nur insofern von Bedeutung, als Sie an die Wirksamkeit der Maßnahmen glauben und dadurch auch aufmerksamer, rücksichtsvoller, gesünder, einfach intelligenter mit Ihrem Körper und den körperlichen Beschwerden umgehen als gewohnt.

Der Placebo-Effekt erklärt viele unterschiedliche Behandlungsergebnisse

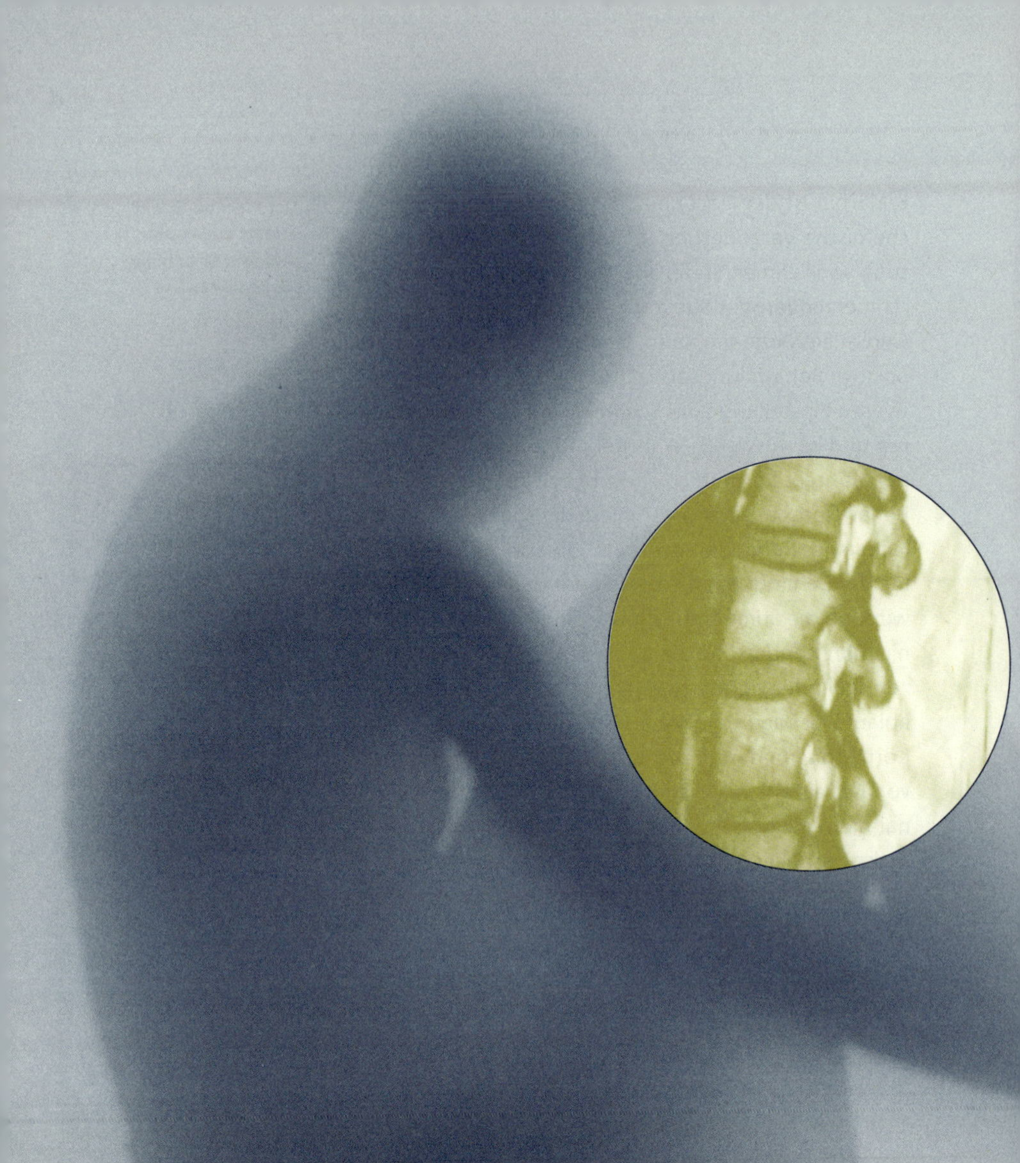

Kapitel 9

Einzelne Krankheitsbilder und ihre Behandlung

Nicht alle Formen chronischer Schmerzen lassen sich einheitlich behandeln, manche Krankheiten erfordern spezielle Methoden. Die vorliegende Auswahl konzentriert sich auf häufig auftretende schmerzhafte Krankheitsbilder, für die derzeit ☞ »evidenzbasierte Therapieleitlinien« vorliegen. Dies sind Kopf- und Gesichtsschmerzen, degenerative Gelenkerkrankungen, chronische Rückenschmerzen und Tumorschmerzen. Wegen ihrer weiten Verbreitung werden auch weichteilrheumatische Schmerzen behandelt, für die es bisher keine Leitlinien gibt.

Was heißt »evidenzbasiert?«
Evidenzbasiert bedeutet, dass die Therapien nicht nur auf der Grundlage der Angaben von Arzneimittelproduzenten oder aufgrund von Erfahrungen einzelner Ärzte durchgeführt werden, sondern auf der Grundlage einer Vielzahl wissenschaftlicher Untersuchungen. Diese Untersuchungen müssen bestimmte Qualitätsmerkmale aufweisen, sodass sichergestellt ist, dass die beobachteten Wirkungen bestimmter Behandlungsmethoden auch tatsächlich auf die durchgeführte Behandlung zurückgeführt werden kann und nicht auf andere Einflüsse oder Zufälle. Ärzteorganisationen oder wissenschaftliche Arbeitsgruppen (z. B. die Arzneimittelkommission der deutschen Ärzteschaft) stellen derartige Untersuchungsergebnisse zusammen und formulieren auf dieser Grundlage Leitlinien, die den aktuellen Stand der Forschung widerspiegeln. Ziel der evidenzbasierten Therapie ist es, dass alle Patienten mit einer bestimmten Erkrankung die Behandlung erhalten, die nach aktuellem Wissensstand den größten Erfolg verspricht.

Der Nutzen »evidenzbasierter Leitlinien« ist derzeit umstritten – dennoch sind sie ein wichtiger Schritt, um Patienten erfolgversprechende Behandlung zu geben

Derzeit gibt es unter Fachleuten immer wieder Streit über die Zweckmäßigkeit solcher Leitlinien. Die Gegner empfinden die Ausrichtung an Leitlinien als unnötige Einengung und Kontrolle ihrer Tätigkeit, die eine maßgeschneiderte Behandlung des Einzelnen verhindere. In der alltäglichen Behandlungspraxis haben wir es meist mit einer Mischung aus evidenzbasierten und nicht evidenzbasierten Maßnahmen zu tun.

Bei den Angaben zur medikamentösen Therapie beschränken wir uns auf positive Therapieempfehlungen (positiv nachgewiesene Wirkungen) und auf die Angabe der Wirksubstanzen (nachweislich wirksame Medikamente). Genauere Informationen zu den Handelsnamen der Medikamente finden Sie in anderen Büchern (z. B. »Bittere Pillen», »Handbuch Medikamente«, »Handbuch Selbstmedikation«) oder im Internet (☞ Literaturhinweise).

Chronische Kopfschmerzen

Die richtige Behandlung chronischer Kopfschmerzen hängt von deren Erscheinungsbild und ihren Ursachen ab

Man unterscheidet mindestens sechs Arten dauerhafter Kopfschmerzen, und zwar Migräne, Spannungskopfschmerzen, Cluster-Kopfschmerzen, Kopfschmerzen bei temporomandibularer Dysfunktion (Störung im Schläfen-Unterkiefer-Bereich), medikamenteninduzierten Kopfschmerz und Kopfschmerzen in Verbindung mit einer anderen Erkrankung (z. B. nach Verletzungen). Eine *Migräne*attacke entwickelt sich schrittweise: zunächst zeigen Migränepatienten häufig Heißhunger auf Süßigkeiten, sie fühlen sich unruhig oder depressiv, dann tritt bei circa 15 % der Betroffenen eine so genannte Aura auf, die durch minutenlange Flimmer-, Zerr- oder Doppelbilder beim Sehen gekennzeichnet ist, mitunter auch durch Schwindelgefühle oder Sprechprobleme. Danach kommt es zu meist einseitigen, heftig pulsierenden Schmerzen, die bei körperlicher Belastung zunehmen. Viele Patienten klagen während der Schmerzphase über Übelkeit, Erbrechen, Lärm- und Lichtempfindlichkeit. Durch Erbrechen oder einige Stunden Schlaf kann der Schmerz gebessert werden. Als *Spannungskopfschmerz* wird ein mäßig intensiver dumpf-drückender Schmerz des oberen Teil des Kopfes bezeichnet. Der Schmerz kann Stunden bis Tage dauern, und er gilt als chronisch, wenn er durchschnittlich mindestens jeden zweiten Tag auftritt. Der *Cluster-Kopfschmerz* ist ein täglich etwa 30 bis 180 Minuten in einer Gesichtshälfte auftretender Schmerz, der als sehr heftig beschrieben wird. Der *Kopfschmerz bei temporomandibularer Dysfunktion* ist ein dumpfer meist einseitiger vor dem Ohr verspürter akuter oder chronischer Schmerz mit Behinderung beim Kauen. Der *medikamenteninduzierte Kopfschmerz* wird durch die regelmäßige Einnahme von Schmerz- und Migränemitteln ausgelöst und meist als pulsierend oder dumpf und von mittlerer bis starker Intensität beschrieben. Er ist dann wahrscheinlich, wenn er dauerhaft und mehr als 10 Stunden an mehr als 20 Tagen eines Monats auftritt.

Welche Behandlungsmethoden gelten bei chronischen Kopfschmerzen als gesichert wirksam?

Migräne

Nur 3 bis 5 % der Migränepatienten betreiben vorbeugende Maßnahmen, obwohl dies bei einer monatlichen Anfallshäufigkeit von mindestens drei Attacken empfohlen wird. Als wirksame vorbeugende Maßnahme gilt eine Kombination aus medikamentöser Therapie und vorbeugenden Verhaltensweisen wie

Migränepatienten profitieren am besten von einer Kombination aus medikamentöser Therapie und vorbeugenden Verhaltensweisen

Entspannungstraining, Biofeedback und Ausdauersport. Verhaltenstherapie (☞ Psychotherapie) trägt dazu bei, die Zahl der Migräneanfälle zu verringern und den Umgang mit der Krankheit zu verbessern. Während eines Migräneanfalls sind Entspannungsverfahren jedoch nicht angezeigt, weil der Schmerz mit einer Dehnung der Blutgefäße in Zusammenhang gebracht wird, die bei Entspannung zunimmt.

Medikamentöse Therapie: Am besten untersucht und zur Vorbeugung geeignet erwiesen sich die Stoffe Metoprolol und Propranolol (sog. Betarezeptorenblocker) sowie Flunarizin, sie gelten als Mittel der ersten Wahl. Etwas geringer fällt der Wirksamkeitsnachweis für Valproinsäure und ☞ Naproxen aus. Ein Migräneanfall kann durch die frühzeitige Einnahme von Medikamenten abgeschwächt werden. Nachweislich wirksam bei einer leichten Migräneattacke sind die Wirkstoffe Domperidon, ☞ Acetylsalicylsäure, ☞ Paracetamol und ☞ Ibuprofen. Bei schweren Migräneanfällen haben sich vor allem Metoclopramid und Ergotamintartrat und so genannte ☞ Triptane (Sumatriptan, Zolmitriptan, Naratriptan, Rizatriptan, Almotriptan u. a.) bewährt. Als weniger empfehlenswert werden die Wirkstoffe ☞ Metamizol sowie ☞ Opioide bewertet. Für ☞ homöopathische Medikamente lässt sich nur ein Placeboeffekt nachweisen.

Spannungskopfschmerz

Chronische Spannungskopfschmerzen werden bevorzugt mit Antidepressiva behandelt

Eine vorbeugende medikamentöse Behandlung wird bei Spannungskopfschmerzen empfohlen, die über mindestens drei Monate an mindestens jedem zweiten Tag auftreten und die sich ohne Medikamente nicht wirksam behandeln lassen. Als erste Wahl gelten in diesem Fall die antidepressiven Wirksubstanzen Amitryptilin und Amitryptilinoxid. Tritt nach sechs bis acht Wochen keine Besserung ein, ist ein Versuch mit einem der Antidepressiva Clomipramin, Mianserin, Maprotilin oder Doxepin zu erwägen. Schmerzmittel sollten beim chronischen Spannungskopfschmerz nicht regelmäßig eingenommen werden. Die medikamentösen Therapieerfolge sind geringer als bei der Migräne. Ebenfalls empfohlen aufgrund gesicherter Wirksamkeit wird ☞ Verhaltenstherapie. Ziel dieser Therapie ist es, Auslöse- und Verstärkereinflüsse für den Kopfschmerz herauszufinden und die Schmerzen durch geeignete Verhaltensweisen (☞ Entspannungsmethoden, ☞ Biofeedback) zu lindern.

Cluster-Kopfschmerz

Bei einem Kopfschmerzanfall ist bei in der Mehrzahl der Patienten die Inhalation von reinem Sauerstoff wirksam. Dies geschieht in aller Regel unter ärztlicher Kontrolle. Auch die Anwendung von Sumatriptan lindert bei einem großen Teil der Betroffenen den Schmerz. Wirksam ist als Spritze auch Dihydroergotamintartrat. Zur Vorbeugung werden Calciumkanalblocker (z. B. Verapamil, Nifedipin), Lithium und andere Substanzen eingesetzt.

Kopfschmerz bei temporomandibularer Dysfunktion

Evidenzbasierte Behandlungsleitlinien liegen für diese Störung bislang noch nicht vor. Angewendet werden Anleitungen zur Selbstmassage oder zur Bewegung der Kiefermuskulatur, Aufbissschienen zur Entlastung der Kiefergelenke, ☞ Biofeedback zur verbesserten Kontrolle der Kiefermuskulatur sowie wegen der Bedeutung von Stress und Stressverarbeitung psychotherapeutische Maßnahmen. Letztere werden allerdings von vielen Patienten mit dieser Störung nur unwillig in Anspruch genommen.

Viele Patienten unterschätzen den Einfluss ihres Verhaltens auf die Symptomatik

Häufig Folge einer einseitig medikamentös ausgerichteten Schmerztherapie

Medikamenteninduzierter Kopfschmerz
Ziel der Therapie ist der Entzug der Schmerz- oder Migränemittel unter ärztlicher Kontrolle. Dazu werden die Mittel abrupt abgesetzt. Ambulant kann der Entzug durchgeführt werden, wenn keine Abhängigkeit von möglicherweise suchtfördernden Medikamenten (z. B. ☞ Codein) besteht, die Abhängigkeit erst wenige Jahre (unter fünf) andauert und wenige psychische Begleitprobleme (z. B. Depressionen) bestehen. Außerdem sollten Sie einen starken Willen haben, wieder ohne ständige Medikamente auszukommen. Andernfalls ist der Entzug eher in einer stationären Einrichtung anzuraten, in der Sie besser unterstützt und die unangenehmen Begleiterscheinungen des Entzuges besser gelindert werden können.

Methoden, die derzeit bei chronischen Kopfschmerzen als nicht oder nicht hinreichend wirksam gelten
☞ Chiropraxis, Manualtherapie, Entfernung der Gebärmutter, Entfernung der Mandeln, Entfernung von Zähnen, Entfernung von Amalgamfüllungen, Aufbissschienen, Injektionen in den Nacken oder die Kopfhaut, Frischzelltherapie, ☞ Physikalische Therapie, ☞ Fußreflexmassage, Reizströme, Magnetströme, Neuraltherapie, Ozontherapie, ☞ transkutane elektrische Nervenstimulation (TENS), ☞ Autogenes Training, psychoanalytische Psychotherapie.

Schmerzhafte degenerative Gelenkerkrankungen (Arthrosen)

Arthrosen sind im mittleren und höheren Lebensalter weit verbreitet und können ganz unterschiedliche Ursachen haben

Degenerative (abnutzungs- und abbaubedingte) Gelenkveränderungen sind ein häufiger Grund für chronische oder immer wiederkehrende Schmerzen. Oft sind Hüft- und Kniegelenke betroffen, es können aber alle Gelenke bis hin zu den kleinen Finger- und Zehengelenken schmerzhaft verändert sein. Die Ursachen sind meist unbekannt. Bei einem Teil der Betroffenen sind Fehlbelastungen bestimmter Gelenkteile (z. B. durch zu großes Körpergewicht, zu wenig oder andauernd fehlerhafte Bewegungsabläufe, ungünstige Körperhaltung), Schäden nach Unfällen oder Entzündungen oder auch angeborene Fehler der Knochenform (z. B. eine Deformation des Hüftgelenks) ursächliche Faktoren. Arthrosen beginnen meist mit einer Verbreiterung des Gelenkknorpels an der Innenseite des Gelenks und einem Aufrauhen der Oberfläche. Im Laufe der Zeit löst sich die schützende Knorpelfläche des Gelenks zunehmend auf. In der Folge kann es zu Gewebewucherungen, Entzündungen und Fehlstellungen der Gliedmaßen kommen.

Arthroseschmerzen nehmen typischerweise bei Belastung zu

Der Schmerz bei Arthrose ist typischerweise belastungsabhängig, zum Beispiel am Knie oder an der Hüfte als »Anlaufschmerz« der ersten Schritte oder bei fortgeschrittener Arthrose als Belastungsschmerz während des Gehens. Bei ausgeprägtem Gelenkschaden, bei begleitenden Entzündungsreaktionen des Gelenks oder Überlastungsreaktionen der gelenkführenden Sehnen, Bänder und Muskeln kann es zu Dauerschmerzen auch in Ruhe kommen.

Welche Behandlungsmethoden gelten bei verschleiß- und abbaubedingten Veränderungen an den Gelenken als gesichert wirksam?

Kombinieren Sie verschiedene Behandlungsmethoden, um die Gelenke beweglich zu erhalten

Am wirksamsten sind aktive bewegungstherapeutische bzw. krankengymnastische Maßnahmen. In bestimmten Situationen (z. B. begleitende Entzündungen, muskuläre Überlastungsschmerzen) sind medikamentöse Therapien und passive physikalische Anwendungen (Wärme- oder Kälteanwendungen, Hochfrequenzbestrahlungen, Massagen) sowie psychologische Techniken zur Schmerzbewältigung ergänzend erforderlich. Außerdem können orthopädische Hilfsmittel (z. B. angepasste Schuhe, Gehhilfen, Bandagen) und Operationen zur Linderung der Beschwerden beitragen.

Die Art der Behandlung richtet sich danach,

- ob Ihre betroffenen Gelenke schmerzhaft geschwollen sind;
- ob Ihre Gelenke durch Versteifung und Fehlstellung vor allem in ihrer Beweglichkeit eingeschränkt sind (☞ Krankengymnastik, Manuelle Therapie);
- ob chronische Muskelspannungsstörungen mit Stoffwechsel- und Durchblutungsstörungen (☞ Massagen, Bäder, Elektrotherapie) oder
- chronische schmerzbedingte Bewegungs- und Belastungsstörungen (☞ Physiotherapie, Manuelle Therapie, Wärme- und Kältebehandlung) oder
- eine Muskelschwäche oder Muskelverkürzung (☞ Krankengymnastik) im Vordergrund steht.

Entscheidend ist es bei arthrosebedingten Schmerzen, dass Sie die schmerzenden Gelenke in Bewegung halten. Dies wirkt sich sowohl positiv auf den Arthroseschmerz als auch auf die Gelenkfunktion und die Funktionsfähigkeit im Alltag aus. Möglicherweise werden hierdurch Durchblutung, Stoffwechsel und Stofftransport des durch Abnutzung oder Entzündung geschädigten Gewebes über das Blut oder die Lymphflüssigkeit (das Entsorgungssystem des Körpers) verbessert. Die regelmäßige »richtige« Bewegung, die Sie durch ☞ Physiotherapeuten oder auch Ergotherapeuten lernen sollten, sorgt dann dafür, dass die Gelenke geschont werden und das umgebende Bänder- und Muskelgewebe keinen unnötigen Druck auf die geschädigten Gelenkflächen ausübt. Meist gehen diese Bewegungen leichter und gelenkschonender in warmem Wasser. Regelmäßige Besuche in Schwimm- oder Thermalbädern und sportliche Gymnastik dürften damit zu den wichtigsten Selbsthilfemaßnahmen bei Arthroseschmerzen gehören. Bei Knie- oder Hüftgelenksarthrosen ist häufig Übergewicht ein ursächlicher Faktor. Von einigen wissenschaftlichen Gesellschaften wird die Gewichtreduktion in diesen Fällen empfohlen, der Nutzen der Gewichtsreduktion bei bereits ausgeprägter Arthrose dieser Gelenke ist jedoch bisher nicht gesichert. Es wird außerdem empfohlen, bei längeren Gehstrecken Gehhilfen (z. B. Gehstock) zur Entlastung zu verwenden, unebene Wege zu vermeiden, Schuhe mit weichen Sohlen (oder Pufferabsätzen) zu benutzen und die Gelenke – sofern sie nicht entzündet sind – warm zu halten.

Bewegung im Wasser besonders zu empfehlen

Ergänzend kommt bei Arthroseschmerzen zeitweise eine medikamentöse Schmerztherapie in Betracht. Trotz teilweise anders lautender Versprechungen der Arzneimittelhersteller liegen bisher keine wissenschaftlichen Nachweise dafür vor, dass durch Schmerzmittel der weitere Abbauprozess eingedämmt werden kann oder dass der Knorpel durch die Schmerzmittel

Bislang keine hinreichenden Nachweise für Heilung verschleißbedingter Abnutzungserscheinungen durch Medikamente oder Nahrungszusätze

geschützt oder wiederhergestellt werden kann. So genannte Knorpelschutzmedikamente als Nahrungszusätze (Chondroprotectiva wie Glukosamin (Dona 200®) oder Chondroitinsulfat), die Injektion von künstlicher Gelenkschmiere (Hyaluraonsäure-Präparate) in die betroffenen Gelenke oder Einnahme von Vitamin E sind nicht allgemein anerkannt.

Achten Sie verstärkt auf die Verträglichkeit bei regelmäßig eingenommenen Schmerzmitteln

Um den Einfluss unerwünschter oder schädlicher Nebenwirkungen der Schmerzmittel gering zu halten, sollten Sie sich auf gut verträgliche Schmerzmittel beschränken. In den Therapieleitlinien der Arzneimittelkommission der deutschen Ärzte wird ☞ Paracetamol als das Mittel der Wahl angesehen. Nichtsteroidale Antirheumatika (z. B. ☞ ASS, ☞ Ibuprofen, ☞ Diclofenac) werden wegen der magen- und darmschädigenden Nebenwirkungen bei Arthroseschmerzen nicht als Dauermedikament empfohlen. COX-2 Hemmer (☞ Verschreibungspflichtige Medikamente) werden meist besser vertragen und sollten bei älteren Menschen mit entzündlich aktivierten Arthrosen an Stelle der klassischen NSAIDs wegen der geringeren Nebenwirkungen an Magen und Darm eingenommen werden. Cortisonhaltige Medikamente sollten bei Arthrosen nur als Injektion in das Gelenk angewendet werden.

Nicht bewährt bei arthrosebedingten Schmerzen

Akupunktur, Behandlung mit schwachem Laserlicht, Stoßwellentherapie, Therapeutischer Ultraschall, Pulsierende elektromagnetische Feldtherapie

Chronische Rückenschmerzen

In den letzten 20 Jahren hat sich das Bild vom chronischen Rückenschmerz stark gewandelt. Dies hat verschiedene Gründe. Die wichtigsten sollten Sie als Patient oder Patientin mit chronischen Rückenschmerzen kennen.

Chronische und insbesondere chronifizierte Rückenschmerzen haben fast immer mehrere Ursachen

Chronische Rückenschmerzen haben fast immer mehrere Ursachen; die Druckverhältnisse im Bereich der Wirbelsäule und der Bandscheiben sind meist nur eine von mehreren. Auch wenn zum Beispiel die Vorwölbung einer Bandscheibe im Röntgenbild nachgewiesen werden kann, so sollten Sie (ebenso wie Ihr Arzt) doch davon ausgehen, dass es vermutlich noch andere schmerzverursachende Einflüsse gibt.

Röntgenologisch nachweisbare Veränderungen an der Wirbelsäule sind nicht gleichzusetzen mit Schmerzen

Man findet nicht nur bei Schmerzpatienten, sondern auch bei vielen Personen ohne Rückenschmerzen im Röntgenbild auffällig veränderte Wirbelsäulen, Bandscheibenvorwölbungen, Verkantungen der Wirbelkörper usw. Der Blick auf ein Röntgenbild oder eine computertomographische Aufnahme von der Wirbelsäule gibt also nur wenig Aufschluss darüber, ob Ihre Schmerzen tatsächlich auf die beobachteten Veränderungen zurückzuführen sind. Wissenschaftliche Untersuchungen zeigen, dass auch Fachärzte nicht in der Lage sind, aufgrund von Röntgenbildern der Wirbelsäule die Schmerzen zuverlässig vorherzusagen.

Der röntgenologisch nachweisbare Verschleiß der Wirbelsäule nimmt im Bevölkerungsdurchschnitt mit zunehmendem Alter zu. Die Zahl der Rückenschmerzpatienten nimmt aber ab Mitte 40 mit zunehmendem Alter wieder ab. Fazit: Häufig sind die Schmerzen eben nicht »verschleißbedingt«.

Chronische Rückenschmerzen gelten heute als die Zivilisationskrankheit der hochindustrialisierten Länder. In den so genannten Entwicklungsländern, in denen die körperlichen Belastungen zum Teil noch deutlich höher sind als bei uns, spielt der Rückenschmerz fast keine Rolle. Die Vermutung vieler Betroffener, die Schmerzen aufgrund zu starker körperlicher Belastung entwickelt zu haben, passt zumindest nicht zu diesen Erkenntnissen.

Chronifizierte Rückenschmerzen häufig auch die Folge psychischer Belastungen

Die folgenden Faktoren erhöhen das Risiko für chronische Rückenschmerzen: psychische Störungen, soziale Unsicherheiten und Ängste, eine eher passive Einstellung zum Leben, schwere körperliche Arbeit mit konstant einseitiger Körperhaltung oder Vibration, Unzufriedenheit mit der Arbeitssituation, Rauchen, Übergewicht, eine schwache körperliche Verfassung sowie unzutreffende Vorstellungen über die Ursachen von Rückenschmerz.

Maßnahmen, die vor allem eine kurzfristige Schmerzlinderung erzielen (z. B. Schmerzmittel oder Betäubungsspritzen) führen bei chronischen Rückenschmerzen oft nicht zum gewünschten Erfolg. Operationen sind bei chronischen Schmerzen nur dann erfolgversprechend, wenn die wahrscheinliche Ursache der Schmerzen operativ beseitigt werden kann (z. B. eine Instabilität mit Wirbelgleiten oder ein abgerutschter Bandscheibenvorfall).

Erfolg einer Bandscheibenoperation bei antriebslosen und depressiven Patienten mit chronifizierten Rückenschmerzen deutlich geringer

Der Behandlungserfolg nach einer Bandscheibenoperation lässt sich bei chronischen Schmerzen am besten durch die psychische Verfassung der Patienten vor der Operation vorhersagen. Patienten, die nicht nur über Schmerzen, sondern auch über depressive Stimmung klagten, profitieren viel weniger von den durchgeführten Operationen am Rücken als Patienten mit guter Stimmung. Offensichtlich tragen psychische Einflüsse dazu bei, dass Schmerzen lange andauern.

Diese Hinweise sollen genügen, um die Sichtweise der Experten auf chronische Rückenschmerzen zu verdeutlichen. Ihre Ärztin oder Ihr Arzt hat diese Informationen im Kopf, und das mag ein Grund dafür sein, dass sie oder er Ihnen nicht gleich eine schnelle und einfache Lösung für Ihr andauerndes Schmerzproblem anbieten kann.

Körperlich oder psychisch?

In diesen Fällen vermutet Ihr Arzt ein chronisches Rückenschmerzproblem, das weniger auf körperliche Schäden, sondern eher auf psychische Einflüsse zurückgeführt werden kann:

- Sie geben an, Ihre Schmerzen seien weitgehend unabhängig von der Lage, in der sich der schmerzende Körperteil befindet.
- Sie können nicht genau beschreiben, wo und wie stark Sie den Schmerz spüren.
- Sie beschreiben Ihren Schmerz mit Begriffen, die man zur Kennzeichnung von extremen Erlebnissen verwendet (z. B. unerträglich, fürchterlich, wahnsinnig).
- Der Schmerz bleibt etwa gleich, obwohl sich die körperlichen Bedingungen (z. B. die Entzündungsaktivität) verändern.
- Sie sprechen nicht auf die Therapie an, die normalerweise zum Erfolg führt.
- Sie werden nachts nicht deshalb vorzeitig wach, weil Sie im Schlaf »falsch gelegen« haben, sondern aus anderen Gründen.

Hinweise auf psychische Schmerzursachen zeigen sich in Ihrem Schmerzverhalten und in Ihrer Reaktion auf die Behandlung

Welche Behandlungsmethoden gelten bei chronischen Rückenschmerzen als gesichert wirksam?

Während früher die Suche nach körperlichen Schäden an Wirbeln und Bandscheiben und deren Behandlung oft im Vordergrund der Therapie stand, so überwiegt heute die Skepsis gegenüber einer Behandlung, deren Schwerpunkt allein auf Wirbelveränderungen oder möglichen Fehlstellungen der Gelenke liegt. Man hat erkannt, dass die Behandlung der Knochen und des umgebenden Bindegewebes etwa durch Operationen oder die Betäubung von Nerven oft nicht ausreicht, um Rückenschmerzen dauerhaft zu lindern.

Lähmungen oder veränderte Körperempfindungen sind Alarmsignale für Schädigung der Nervenleitungen

In Notfällen sofort zum Arzt

Wenn Ihre Rückenschmerzen mit den folgenden Symptomen und Schwierigkeiten einhergehen, sollten Sie möglichst sofort ärztliche Hilfe hinzuziehen:

- Sie können Ihre Blasen- oder Darmentleerung nicht mehr kontrollieren,
- im Bereich der Oberschenkel stellen Sie Taubheitsgefühle und Schmerzunempfindlichkeit fest oder
- Sie bemerken an anderen Körperregionen (vor allem Arme oder Beine) Lähmungen.

Dies sind *Alarmsignale,* die darauf hinweisen, dass Nerven (etwa durch Druckveränderungen in der Wirbelsäule) geschädigt werden. Möglicherweise ist dann eine Operation die einzige Möglichkeit, um einen langfristigen Schaden zu verhindern.

Als wichtigste und nahezu uneingeschränkt empfohlene *Stützen der Therapie* chronischer Rückenschmerzen haben sich die folgenden Maßnahmen erwiesen:

- Information und Beratung, wie Sie durch Ihre Körperhaltung und durch Bewegungsabläufe Ihren Rücken be- und entlasten und durch Ihr Verhalten Einfluss auf Kraft, Beweglichkeit und Schmerzen nehmen können;
- Krankengymnastik mit Muskelspannungsübungen, die von einer möglichst entspannten Lagerung der Lendenwirbelsäule ihren Ausgang nehmen. Sie lernen dabei, Ihre Bewegungsabläufe wieder zu normalisieren und die betroffenen Teile der Wirbelsäule zu stabilisieren. Außerdem werden in Rückenschulprogrammen (☞ Physiotherapeutische Methoden) Verhaltensweisen vermittelt und eingeübt, die Ihnen im Alltag helfen, den Rücken zu entlasten bzw. schädigende Haltungen und Bewegungen zu vermeiden.

Die richtige Körperhaltung und möglichst viel Bewegung sind unverzichtbare Pfeiler bei der Behandlung

Darüber hinaus haben sich Maßnahmen bewährt, die darauf ausgerichtet sind, Ihre Aktivität und Funktionsfähigkeit als Rückenschmerzpatient zu verbessern. Sie beinhalten

- ein umfangreiches und konsequentes körperliches Training. Dadurch sollten Sie nicht so sehr einzelne Muskeln kräftigen (wie beim Bodybuilding), sondern vielmehr insgesamt die eigene Kraft, Ausdauer und Beweglichkeit verbessern.
- verhaltenstherapeutische Maßnahmen, die darauf ausgerichtet sind, Ihren Willen zu stärken, trotz der Schmerzen aktiv zu bleiben und sich nicht enttäuscht oder resigniert in eine so genannte passive Schonhaltung zurückzuziehen.
- das Training von Tätigkeiten, die Sie vor allem an Ihrem Arbeitsplatz ausüben.

Entscheidend: Bewegungsverhalten und Körperhaltung im Alltag

Gestalten Sie Ihren Alltag so, dass Sie sich viel bewegen (müssen) und möglichst oft eine aufrechte Körperhaltung einnehmen

Bei chronischen Rückenschmerzen sollten Sie vor allem versuchen, sich im gesamten Tages- und Nachtverlauf rückenschonend zu verhalten. Dies bedeutet:

- Bewegen Sie sich viel, fahren Sie – wenn möglich – Fahrrad statt Auto, verzichten Sie auf Aufzüge, betreiben Sie Gymnastik, Ausdauersport, gehen Sie schwimmen usw.
- Vermeiden Sie starke einseitige Belastungen der Wirbelsäule und verteilen Sie Lasten gleichmäßig.
- Sitzen Sie nicht längere Zeit, insbesondere nicht in krummer Haltung auf einer zu weichen Unterlage oder in eingeengter starrer Haltung zum Beispiel im Auto, wechseln Sie also die Körperhaltung, verwenden Sie gelegentlich eine bewegliche Sitzunterlage (z. B. einen Sitzball) und stehen Sie – bei längerer sitzender Tätigkeit – zwischendurch immer wieder auf.
- Stellen Sie Ihre Sitz- und Arbeitsflächen am Arbeitsplatz und im Haushalt so hoch ein, dass Sie diese mit möglichst wenig Anstrengung in aufrechter (ungebeugter) Haltung nutzen können.

Wichtig: Erholsamer Schlaf auf der richtigen Unterlage

Ungeeignete Matratzen bzw. Unterlagen können chronische Rückenschmerzen auslösen oder aufrechterhalten

Ein Drittel unseres Lebens verbringen wir liegend. Sorgen Sie daher für eine Unterlage, die Ihren Rücken an den Auflagestellen gut unterstützt. Eine zu weiche Unterlage, die sich den Körperformen zu sehr anpasst (z. B. Wasserbett), sinkt an den Auflagestellen mit dem stärksten Druck häufig zu tief ein. Umgekehrt führt eine zu harte Unterlage (z. B. ein Futon) leicht dazu, dass an den Auflagestellen Schulter und Becken die Wirbelsäule nach oben gedrückt wird, sodass die

Wirbelsäule zwischen den Auflagestellen nach unten gebogen ist. In beiden Fällen werden Verbiegungen und unnötige Spannungen in der Wirbelsäule begünstigt, die Schmerzen verstärken können. Als empfehlenswert gilt eine Unterlage, die so beschaffen ist, dass Ihre Wirbelsäule – wenn Sie auf der Seite liegen – vom Hals bis zum Steißbein eine möglichst gerade Linie bildet. Dies können Sie allein nicht herausfinden, Sie benötigen jemanden, der hinter Ihnen steht und dies prüft.

Sie sollten wissen, dass allgemeine Qualitätsmerkmale von Matratzen (auch wenn Sie von unabhängigen Organisationen wie der Stiftung Warentest geprüft wurden) wenig darüber aussagen, ob die Matratze für Sie persönlich die optimale Unterstützung liefert. Auch am Preis können Sie (oder der Fachverkäufer) dies in der Regel nicht erkennen. Da längere Probenutzungen in der Praxis nicht erlaubt werden, verlassen sich viele Kunden auf das Urteil des Verkäufers oder auf das Körpergefühl während des meist viel zu kurzen Probeliegens. Wichtiger als das Urteil des Verkäufers sollte aber Ihre eigene Einschätzung insbesondere der Festigkeit der Unterlage sein. Hierzu sollten Sie gut begründete eigene Vorstellungen haben (z. B. durch Betten, die Sie im Urlaub genutzt haben).

Wenn Sie regelmäßig morgens mehr Rückenschmerzen haben als abends, dann können Sie meist davon ausgehen, dass zumindest ein Teil der Schmerzen durch die Unterlage verursacht wird. Durch die Kombination einer vergleichsweise festen Matratze mit einem gut regulierbaren Lattenrost können Sie am ehesten eine optimale Anpassung an Ihren Rücken bzw. Ihre persönliche Druckverteilung beim Liegen erreichen.

Eine reine Schmerztherapie ohne bewegungs- und haltungstherapeutische Maßnahmen bei chronischen und chronifizierten Rückenschmerzen meist nicht empfehlenswert

Weniger wichtig: Medikamentöse Behandlung

Ergänzend zu den verhaltensbezogenen Maßnahmen kommen auch medikamentöse Methoden zur Schmerzlinderung in Betracht, allerdings meist nicht zur Behandlung der Schmerzursachen. Wenn der Rückenschmerz ein Signal des Körpers ist, Verspannungen zu lösen oder Fehlhaltungen durch Bewegung, Dehnung und Anspannung zu korrigieren, dann wird eine reine Schmerztherapie diesem Signal nicht gerecht. Entsprechend gelten für die medikamentöse Behandlung chronischer Rückenschmerzen folgende Regeln:

- Beschränken Sie die Medikamenteneinnahme auf ein unbedingt notwendiges Maß!
- Vermeiden Sie eine Dauerbehandlung mit Schmerzmitteln!
- Halten Sie sich bei der Menge der Einnahme an die ärztlichen Anweisungen! Es kann problematisch sein, wenn die von Ihnen eingenommene Dosierung zu gering ist und Ihr Körper sich so an eine Zufuhr von Medikamenten gewöhnt, ohne die Erfahrung gelinderter Schmerzen zu machen.
- Paracetamol gilt als Medikament mit den geringsten unerwünschten Nebenwirkungen.
- Muskelentspannende Psychopharmaka (z. B. Benzodiazepine) scheinen bei chronischen Rückenschmerzen einer Placebobehandlung überlegen zu sein. Psychische Begleitprobleme und das Risiko einer Abhängigkeitsgefährdung sprechen aber dennoch dafür, solche Mittel möglichst sparsam einzusetzen.

Methoden, die derzeit bei chronischen Rückenschmerzen als nicht oder nicht hinreichend wirksam gelten

☞ **Bettruhe:** Sich hinzulegen wird von vielen Betroffenen gewohnheitsmäßig als erste und häufigste Form der Behandlung gewählt. Auch manche Ärzte scheinen diese Sicht mit einer Krankschreibung mitunter zu unterstützen. Tatsächlich werden chronische Rückenschmerzen aber durch langes Liegen eher verschlimmert. Schmerzbedingte Bettruhe über mehr als zwei Tage sollte daher bei so genannten unkomplizierten Rückenschmerzen (bei denen keine Gefahr der Nervenschädigung besteht) vermieden werden. Eine Entlastung des Rückens kann durch ein Stufenbett erzeugt werden, bei dem die Unterschenkel erhöht gelagert werden.

☞ **Manuelle Therapie (Chirotherapie):** Bei chronischen Rückenschmerzen scheint eine chirotherapeutische Behandlung nicht wirksamer zu sein als eine langfristig nur wenig wirksame Massagebehandlung. Eine positive Wirkung lässt sich am ehesten noch bei akuten (vorübergehenden) Rückenschmerzen nachweisen.

☞ **Stützverbände (Orthesen):** Sie werden eingesetzt, um Teile der Wirbelsäule durch Stützung von außen zu entlasten. Derzeit ist ihre Wirksamkeit aber auch bei denjenigen Rückenschmerzen nicht nachgewiesen, die relativ eindeutig auf Bandscheibenvorwölbungen oder -vorfälle zurückgeführt werden können. Als eher nachteilig sind sie zu bewerten, da Sie als Rückenschmerzpatient dadurch passiver werden und den Gebrauch Ihrer Muskulatur vernachlässigen. Wer eine Orthese trägt, um den Rücken zu entlasten, sollte dies auf jeden Fall mit muskelkräftigenden Übungen verbinden.

Stützverbände sollten mit therapeutischen Maßnahmen zum Aufbau der Muskulatur kombiniert werden

☞ **Akupunktur:** Bisher konnte noch kein überzeugender Nachweis erbracht werden, dass Akupunktur chronische Rückenschmerzen bedeutsam lindert.

Chronische ausgedehnte Schmerzen (Fibromyalgie)

Chronische Schmerzen am ganzen Körper können sehr belastend sein

Von Fibromyalgie wird dann gesprochen, wenn Patienten mindestens drei Monate lang über Schmerzen (fast) am ganzen Körper klagen und an verschiedenen Körperstellen besonders schmerzempfindlich auf Druckreize reagieren. Häufig scheint der Schmerz auch durch den Körper zu wandern, sodass im zeitlichen Verlauf fast alle Körperteile schmerzhaft sein können.

Fast immer sind verschiedene Ursachen daran beteiligt

Viele der Patienten fühlen sich durch die Schmerzen außerordentlich belastet. Hinzu kommt, dass die Schmerzen häufig von Erschöpfung und Müdigkeit, Schlafstörungen, innerer Unruhe sowie Magen-Darm- und Herz-Kreislauf-Problemen begleitet sind. Auch psychische Begleitstörungen wie depressive Verstimmungen oder Angststörungen treten im Zusammenhang mit diesen Schmerzen häufiger auf. Offen ist, ob diese psychischen Störungen Ursachen oder Folgen der Schmerzen sind. Als wahrscheinlichste »Ursache« für die Schmerzen gilt derzeit eine Störung der Schmerzwahrnehmung, ohne dass allerdings bislang geklärt ist, wodurch diese Veränderung ausgelöst wird. Frühere und/oder anhaltend belastende Lebensereignisse oder -situationen gelten als wahrscheinlich wichtigste Faktoren dieser gestörten Körperwahrnehmung. An den schmerzhaften Körperstellen selbst wurden bislang keine körperliche Schäden gefunden, auch Blutuntersuchungen zum Stoffwechsel und zur Immunität des Körpers ergeben normalerweise keine auffälligen Befunde.

Gibt es »die« Fibromyalgie?

Unter Experten gibt es »Befürworter« und »Kritiker« des Fibromyalgie-Konzepts. Einerseits gilt die Fibromyalgie als klassifizierbares »krankheitswertiges« Störungsbild. Kritiker wenden dagegen ein, dass außer den Beschwerden der Patienten meist keine körperlichen Schäden nachweisbar seien, sodass man die Störung letztlich nur von der Schilderung und vom Verhalten der Patienten ableiten könne. Genau dies trifft allerdings für die meisten psychischen Störungen zu (z. B. Angststörungen oder Depressionen), sodass manche Ärzte in der Fibromyalgie – zum Ärger mancher betroffener Patienten – vor allem eine psychische oder (weil körperliche Beschwerden im Vordergrund stehen) psychosomatische bzw. »somatoforme« Störung sehen. In den letzten Jahren haben sich verstärkt Patientenverbände gebildet, die um den Nachweis bemüht sind, dass die Fibromyalgie eine eigenständige körperliche Erkrankung darstellt.

Als Patientin oder Patient müssen Sie allerdings zurzeit davon ausgehen, dass die Kriterien für eine körperliche Erkrankung (wie bei einer Infektion, einer Entzündung oder einem Knochenbruch) bei der Fibromyalgie nicht erfüllt sind. Wenn Ihr Arzt Ihnen sagt, dass Sie eine Fibromyalgie haben, heißt das nur, dass er Ihren Beschwerden (Schmerzen am ganzen Körper) einen Namen gegeben hat. Über mögliche Ursachen und Hintergründe der Schmerzen ist damit vorerst nichts gesagt.

Fibromyalgie ist eine Bezeichnung für »Schmerzen an Muskeln und Sehnen« – über mögliche Ursachen ist damit nichts gesagt

9

Welche Behandlungsmethoden gelten bei Fibromyalgie als gesichert wirksam?

Im Vordergrund der Behandlung stehen Maßnahmen, die darauf ausgerichtet sind, Ihre Selbsthilfefähigkeiten zu verbessern. Dazu gehören.

Trainieren Sie kontinuierlich Ihre körperliche Belastbarkeit und sorgen für gute Schlaf- und Ruhemöglichkeiten

- Maßnahmen zur Verbesserung der körperlichen Fitness, Beweglichkeit und Ausdauer, also zum Beispiel Fitnesstraining, Muskeldehnungsübungen, Ausdauersport oder Schwimmen in warmem Wasser;
- Verhaltenstherapie, sofern sie darauf abzielt, Stress und Belastungen im Alltag zu verringern, einen schonenden Wechsel von Anspannung und Entspannung herbeizuführen, die Schlafqualität zu verbessern, Entspannungs- und Ablenkungstechniken zu lernen und im Alltag möglichst aktiv zu bleiben;
- Kältetherapie. Dabei werden Sie für kurze Zeit sehr starker Kälte (- 60°C) in einer Kältekammer ausgesetzt. Einige der Patienten berichten danach von länger andauernder Schmerzlinderung.

Manche Fibromyalgiepatienten profitieren von antidepressiven Medikamenten

Manche (nicht alle) Patienten profitieren von Psychopharmaka (z. B. Antidepressiva), jedoch müssen hier die Wirkungen und Nebenwirkungen sorgfältig gegeneinander abgewogen werden. Eine einzelne Therapie, die in kurzer Zeit mit Sicherheit eine dauerhafte Schmerzlinderung herbeiführt, ist bislang nicht bekannt. Im Übrigen tun Sie sich vermutlich keinen Gefallen, fortgesetzt nach »der Schmerzursache« zu suchen, wenn zuvor trotz wiederholter Untersuchungen keine körperlichen Ursachen für die Schmerzen festgestellt werden konnten (☞ Erfahrungen in der Therapie). Untersuchungsergebnisse sprechen dafür, dass Schmerzen dieser Art im höheren Alter teilweise von selbst wieder nachlassen.

Tumorschmerzen (Krebsschmerzen)

In Deutschland sind schätzungsweise täglich etwa 220.000 Menschen gezwungen, etwas gegen ihre tumorbedingten Schmerzen zu unternehmen. In den meisten Fällen werden die Schmerzen dadurch verursacht, dass der Tumor durch seine Ausbreitung das angrenzende Gewebe schädigt, etwa indem Organe eingedrückt werden oder der Tumor in Nerven hineinwächst, die dadurch gereizt werden.

Je nach Art, Lage und Größe des Tumors kann der Schmerz mehr oder weniger ständig vorhanden sein oder auch plötzlich oder bewegungsabhängig »einschießen«. Diese unterschiedlichen Erscheinungsformen erfordern unterschiedliche Behandlungsmethoden. Zusätzlich zu tumorbedingten Schmerzen kann es auch noch Schmerzen geben, die auf die Tumortherapie zurückzuführen sind. Beispielsweise führen Operationen, bei denen der Tumor entfernt wurde, mitunter zu Nervenschädigungen oder zu schmerzhaften Narben. Auch Bestrahlungen oder Chemotherapie können schmerzhafte Gewebeverhärtungen (Fibrosen), Entzündungen oder Nervenschädigungen verursachen.

Tumorschmerzen können durch den Tumor selbst, aber auch durch Nebenwirkungen bei der Behandlung entstehen

Wenn Sie an tumorbedingten Schmerzen leiden, insbesondere an einem Tumor im fortgeschrittenen Stadium, werden Sie wissen, dass der Schmerz nur ein Teil Ihres gesundheitlichen Problems ist. Für viele Tumorpatienten ist der Schmerz zwar quälend, aber nicht unbedingt der belastendste Teil des Problems. Schlimmer ist für sie die Lebensbedrohlichkeit, die das Leben vollkommen verändern kann. Schmerzen können in diesem Zusammenhang sowohl eine störende oder quälende Empfindung, als auch eine ungewollte Erinnerung an den eigenen Tod sein, die mit Ängsten oder Trauergefühlen oder beidem verbunden sein kann. Natürlich spielt dies auch für die Behandlung der Schmerzen eine Rolle, ein Schmerz, der nicht nur »weh tut«, sondern auch bedrohliche Gedanken, Gefühle oder Ängste auslöst, der fühlt sich mit der Zeit tatsächlich anders an, er wird anders wahrgenommen und er hat häufig auch andere Auswirkungen auf die Gefühle und auf das Leben als ein Schmerz, der nicht in diesem Sinne bedrohlich ist. Allerdings wird auch bei tumorbedingten oder tumortherapiebedingten Schmerzen deutlich, was für andere Patienten mit chronischen Schmerzen gilt: Ihre psychische Verfassung und Ihr Verhalten als Patientin oder Patient spielen eine wichtige Rolle. Es hat Auswirkungen, wie Sie mit der Situation und ihrer Bedrohlichkeit insgesamt umgehen, ob Sie andauernd geängstigt, depressiv oder überfordert oder ob Sie eher gelassen, gefasst, zuversichtlich oder auch traurig auf die Situation und auf die Schmerzen reagieren. Gelassen auf eine Tumorerkrankung zu reagieren, insbesondere wenn sie einen bestimmten Grad an Lebensbedrohlichkeit überschritten hat, hat sicher viel mit Lebenskunst zu tun. Oft ist es die Kunst zu entscheiden, ob man Hilfe von anderen braucht und auch annehmen will oder ob man Entscheidungen lieber ganz für sich selbst trifft. Die damit verbundenen Schwierigkeiten und Lösungsmöglichkeiten können an dieser Stelle nicht behandelt werden.

Welche Behandlungsmethoden gelten bei Tumorschmerzen als gesichert wirksam?

Experten gehen davon aus, dass eine Verringerung der Schmerzen auf ein erträgliches Maß bei neun von zehn Patienten mit Tumorschmerzen erreicht werden kann. Tatsächlich ist der Tumorschmerz aber nur für weniger als fünf von zehn Patienten einigermaßen erträglich.

Die Gründe dafür liegen sowohl bei den Patienten als auch bei den Ärzten und Therapeuten, die nicht immer auf dem neuesten Kenntnisstand sind. Als Patient sollten Sie wissen, dass eine erfolgversprechende Schmerzbehandlung immer auf mehreren Säulen steht.

Medikamentöse Schmerztherapie

Die Weltgesundheitsorganisation WHO empfiehlt bei Tumorschmerzen Medikamente, *die in regelmäßigen zeitlichen Abständen durch den Mund (oral) eingenommen werden können*, sodass ein gleichmäßig wirksamer Dosisspiegel im Körper aufrecht erhalten wird. Manche Medikamente werden auch mit Hilfe von Pflastern durch die Haut verabreicht, sodass eine vergleichsweise lange Wirkungsdauer erzielt werden kann. Der Zeitpunkt der Einnahme richtet sich nach der Wirkungsdauer des jeweiligen Medikaments. ☞ Retardpräparate werden wegen ihrer längeren Wirkungsdauer im Allgemeinen bevorzugt.

Bei medikamentöser Therapie ist auf einen möglichst gleichmäßig wirksamen Dosisspiegel im Körper zu achten

Grundsätzlich sollte die Schmerztherapie mit schwächeren Schmerzmitteln begonnen werden. Wenn diese nicht oder nicht mehr ausreichen, werden Mittel mit einer stärkeren schmerzhemmenden Wirkung empfohlen. Dies sind bei Tumorschmerzen häufig Opioide. In der Tumortherapie werden drei Stufen von Medikamenten mit zunehmender schmerzausschaltender Wirkung unterschieden:

In **Stufe 1** wird ein Nicht-Opioid-Schmerzmittel verwendet, z. B. ☞ Acetylsalicylsäure, ☞ Ibuprofen, ☞ Naproxen, ☞ Diclofenac oder ☞ Metamizol. Für ☞ Paracetamol als weiterem Wirkstoff dieser Klasse konnte ein Wirksamkeitsnachweis bei Tumorschmerzen nicht erbracht werden.

Die Weltgesundheitsorganisation schlägt für die Einnahme von Schmerzmitteln bei Tumorschmerzen ein Stufenschema vor, das sich an der Schmerzintensität orientiert

In **Stufe 2** ein schwach wirkendes Opioid, z. B. ☞ Dihydrocodein, ☞ Tramadol oder ☞ Tilidin-Naloxon in Kombination mit einem Medikament der Stufe 1 und eine Begleitmedikation gegen die unerwünschten Wirkungen dieser Medikamente. Letztere wirken vor allem gegen die bei vielen Opioiden auftretenden Verstopfungen (Abführmittel) und gegen Übelkeit und Erbrechen. Bislang gibt es keine gesicherten Erkenntnisse dazu, welches der genannten Schmerzmittel besser zur Behandlung von Tumorschmerzen geeignet ist. Die Auswahl Ihres Medikaments wird Ihr Arzt vermutlich von den Nebenwirkungen und Ihrer besonderen körperlichen Verfassung abhängig machen. Beispielsweise erzeugt Dihydrocodein eine starke Verstopfung, bei der Kombination aus Tilidin und Naloxon ist dies weniger zu befürchten.

In **Stufe 3** ein stark wirkendes Opioid wie Morphin, Buprenorphin, Pethidin, Fentanyl, Levomethadon, Oxycodon oder Hydromorphon, auch diese gegebenenfalls in Kombination mit einem Medikament der Stufe 1 sowie Medikamenten gegen die Nebenwirkungen. Es sollte darauf geachtet werden, dass *ein stark wirksames Opioid-Schmerzmittel nicht mit einem schwach wirksamen Opioid* kombiniert wird. Dies ist insofern bemerkenswert, als Untersuchungen in Deutschland gezeigt haben, dass etwa jeder fünfte Tumorpatient eine solche nach derzeitigem Kenntnisstand nicht sinnvolle Medikamentenkombination erhielt. Dies sollten Sie auch dann bedenken, wenn Ihnen stark wirkende Opioide verschrieben werden, Sie aber noch über Restbestände von schwach wirkenden Opioiden verfügen.

In allen Fällen soll die Auswahl der Medikamente auf Ihre persönliche Verfassung abgestimmt werden. Allerdings gibt es bislang kaum verlässliche Kriterien, wann man von einer Medikamentenstufe zur nächsten wechseln soll.

Sie sollten wissen, dass der Arzt aufgrund der körperlichen Befunde nicht zuverlässig erkennen kann, welche und wie viel Schmerzmittel Sie benötigen. So muss der Schmerz nicht zwangsläufig mit der Größe des Tumors zunehmen. Ihre Ärztin oder Ihr Arzt ist also auf Ihre Angaben zu Schmerzen und deren Erträglichkeit angewiesen. Wenn Sie Ihre Schmerzen als »extrem stark« oder »unerträglich« beschreiben, wird die Wahrscheinlichkeit zunehmen, dass Sie Opioid-Schmerzmittel erhalten. Bei Schmerzen im fortgeschrittenen Stadium einer Tumorerkrankung ist es in der Regel nicht sinnvoll, besonders sparsam mit stark wirksamen Schmerzmitteln umzugehen. Sagen Sie also Ihrem Arzt, was Ihnen wie weh tut und nehmen Sie die verordneten Medikamente in der Dosierung ein, bis Sie eine deutliche Schmerzlinderung erreicht haben und die Beschwerden erträglich geworden sind.

Lange Zeit wurde beklagt, dass deutsche Ärzte bei Tumorschmerzen zu zurückhaltend die hochwirksamen Opioide verschreiben. Dies hatte auch damit zu tun, dass viele Ärzte befürchteten, ihre Patienten könnten davon abhängig werden. Durch die verstärkte Diskussion zum Gebrauch von Opiaten scheint die Bereitschaft der Ärzte zur Verordnung von Opioiden in den letzten zehn Jahren aber deutlich angestiegen zu sein. Insbesondere bei Fachärzten für Tumorerkrankungen (Onkologen) und Anästhesisten können Sie davon ausgehen, dass Schmerzmittel nur noch in Ausnahmefällen zu niedrig dosiert werden.

Nach Schätzung von Fachleuten ist die schmerztherapeutische Versorgung von Patienten mit Tumorschmerzen nicht immer optimal

9

Leichter gesagt als getan ...

Manche Patienten mit andauernden Tumorschmerzen tun sich schwer damit, stark schmerzlindernde morphinhaltige Medikamente einzunehmen. Gründe dafür liefern nicht nur die Nebenwirkungen, die Zurückhaltung hat auch damit zu tun, dass die Patienten die Medikamente als einen Gradmesser für ihren Zustand ansehen. »Wenn ich noch mit vergleichsweise leichten oder mit wenigen Medikamenten auskomme, dann kann es mir noch nicht so schlecht gehen«, so oder ähnlich denken manche Tumorpatienten und finden auf diese Weise unter Umständen die Kraft, mit ihrer Angst vor den möglichen Folgen der Erkrankung besser umzugehen. In diesen Fällen stellt sich eben nicht nur die Frage, ob die Schmerzen gelindert werden können, sondern auch die Frage, was sich leichter ertragen lässt: der Schmerz oder die Angst. Da kann der Nachweis beflügeln, dass man die Schmerzen annähernd ohne Hilfe bewältigen kann.

Cortisonhaltige Medikamente oder Psychopharmaka können die Wirkung reiner Schmerzmedikamente unterstützen

Zusätzliche Medikamente bei Tumorschmerzen

Mitunter werden bei Tumorschmerzen auch Medikamente verordnet, die ursprünglich nicht zur Schmerzlinderung entwickelt wurden, die sich aber günstig auf das Befinden und auch die Schmerzwahrnehmung auswirken können. Dazu zählen Antidepressiva, krampflösende Mittel (Antikonvulsiva) und Glukokortikosteroide (Cortison). Allerdings ist die Wirksamkeit dieser Mittel bei Tumorschmerzen deutlich seltener untersucht worden als die Wirksamkeit verschreibungspflichtiger Schmerzmedikamente.

Nichtmedikamentöse Therapie

Psychotherapeutische Maßnahmen können sehr hilfreich sein

Die Schmerzen und die Bedrohlichkeit der Erkrankung sorgen bei Tumorpatienten dafür, dass die Anforderungen und der damit verbundene Stress an die Grenzen der Belastbarkeit geht. Psychologische und ☞ psychotherapeutische Maßnahmen sollten immer dann erwogen werden, wenn die Schmerzen in Verbindung mit angstauslösenden oder depressiven Gedanken an die Krankheit einen wachsenden Raum einnehmen und sich das Leben immer mehr um die Erkrankung dreht. Sie können sich aber auch vorbeugend positiv auswirken. Es ist nachgewiesen worden, dass Tumorpatienten, die im Verlauf ihrer Erkrankung durch psychotherapeutische Maßnahmen, durch Kontakte zu anderen Betroffenen oder durch Unterstützung von Freunden und Familienangehörigen Entlastung und Hilfe erfahren und auch angenommen haben, nicht nur besser mit ihren Schmerzen umgehen konnten und weniger Schmerzmittel benötigten, sondern auch länger lebten.

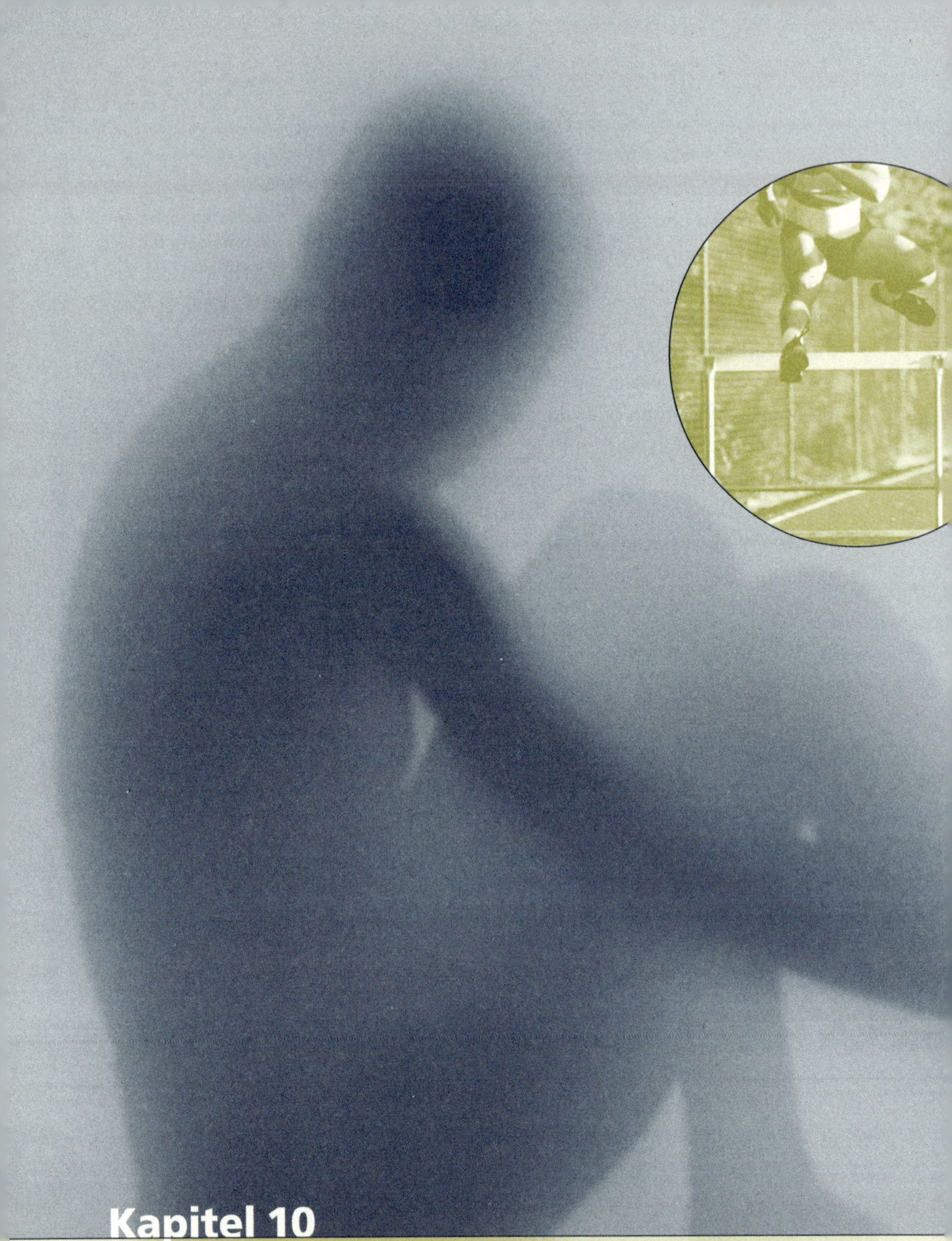

Kapitel 10

Stolpersteine in der Behandlung

Viele Chancen für eine erfolgreiche Behandlung, aber auch Risiken für eine ungünstige Entwicklung ergeben sich aus dem direkten Kontakt zwischen Patienten und Ärzten bzw. Therapeuten. Das persönliche Gespräch zwischen betroffenen Patienten und Ärzten stellt häufig die Weichen für die weitere Behandlung. Ein erfolgversprechender Kontakt setzt voraus, dass Sie Ihren Ärzten oder Therapeuten Ihre Interessen, Bedürfnisse und Wünsche mitteilen können. Andererseits sollten Sie aber auch dazu bereit sein, sinnvolle Behandlungsvorschläge umzusetzen. Günstige Voraussetzungen für erfolgversprechende Therapiekontakte sind gegeben, wenn Sie die folgenden Fragen mit »ja« beantworten können:

- Haben Sie verstanden (d. h. könnten Sie einem anderen erläutern), wie sich Ihr Arzt oder Therapeut Ihre Beschwerden erklärt?
- Ist Ihnen klar, wie aus Sicht Ihres Behandlers Ihre optimale Behandlung aussähe?
- Sind Sie überzeugt davon, dass Ihnen die Methode helfen wird und für Sie auch praktikabel umsetzbar ist?
- Sind Sie motiviert, die Behandlungsvorschläge umzusetzen (z. B. Medikamente einzunehmen oder regelmäßig körperliche Übungen durchzuführen)?

Ein vertrauensvoller Kontakt zum Arzt oder Therapeuten und notwendiges Wissen über die Behandlung sind wichtige Voraussetzungen einer erfolgreichen Schmerztherapie

Wenn Sie eine oder mehrere Fragen mit »nein« beantworten mussten, dann sollte das für Sie ein Anlass sein, den Dialog mit Ihrem Arzt oder Therapeuten zu suchen. Was nutzt es zum Beispiel, wenn Ihr Arzt Ihnen Medikamente verschreibt, Sie diese aber aus Angst vor den Nebenwirkungen nicht nehmen? Oder wenn Ihre Ärztin Ihnen krankengymnastische Übungen empfiehlt, Sie aber dazu ohnehin meist zu erschöpft sind? Dies sind Hinweise auf Mängel im Dialog zwischen Ihnen als Patient und Ihren Behandlern.

Viele Patienten halten sich nicht an die Anweisungen ihrer Ärzte

Eine Schmerzbehandlung scheitert manchmal daran, dass Patienten und Helfer nicht gemeinsam nach Lösungen suchen, sondern jeder seine eigene Lösung verfolgt

Aufgrund von Untersuchungen wird geschätzt, dass mehr als die Hälfte aller Patienten mit chronischen Erkrankungen die Behandlungsanweisungen ihrer Ärzte nicht einhalten. Nur etwa jeder zehnte Patient tut genau das, was aus ärztlicher Sicht empfohlen wird. Die meisten Ärzte wissen das, und die Patienten, die sich nicht an die ärztlichen Anweisungen halten, wissen es eben auch. Dennoch wird oft – aus welchen Gründen auch immer – nicht darüber gesprochen. Dass der Dialog zwischen Arzt und Patient mitunter so schwierig ist, kann viele Gründe haben. Das Wartezimmer ist voll, zu wenig Zeit, um Ihnen als Patient deutlich zu machen, durch welche unterschiedlichen Einflüsse Ihre Schmerzen aufrechterhalten oder auch gelindert werden können. Zu wenig Zeit, um Ihnen zu zeigen, wie Sie Ihren Alltag verändern müssten, um Ihren Körper spürbar zu entlasten. Untersuchungen haben gezeigt, dass Patienten etwa eine Stunde nach dem Gespräch mit dem Arzt nur noch etwa 5 % dessen erinnern konnten, was Ihnen der Arzt gesagt hatte – zu wenig also, um wirklich Veränderungen anzuregen und Einfluss auf den Alltag nehmen zu können.

Sehen Sie Ihren Arzt oder Therapeuten als Kooperationspartner, mit dem Sie Ihre Therapie gemeinsam planen und durchführen

Probleme werden aber auch durch die Patienten verursacht. Viele bevorzugen Ärzte, die schnelle und unkomplizierte Hilfe versprechen – auch wenn dies langfristig möglicherweise in eine falsche Richtung führt. Ebenfalls häufig besucht werden Ärzte, die in dem Ruf stehen, vergleichsweise problemlos eine Arbeitsunfähigkeit zu bescheinigen (»krank« zu schreiben), auch wenn dies für eine Reihe schmerzhafter Erkrankungen keinesfalls Erfolg versprechend ist. Nicht wenige Patienten gehen auch problematisch mit den verschriebenen Medikamenten oder Hilfsmitteln um und probieren aus, lassen weg, kombinieren mit anderen Medikamenten usw.

Im Folgenden finden Sie Erläuterungen zu Gesprächssituationen, die Sie als Schmerzpatient möglicherweise schon erlebt haben. Vielleicht helfen Ihnen die Erläuterungen, die Probleme und Chancen typischer Behandlungssituationen in der Schmerztherapie zu erkennen und Ihr Verhalten in Zukunft besser darauf abzustimmen.

Erfahrungen mit Ärzten

»Nehmen Sie dieses Mittel und kommen Sie dann wieder!«

Ihr Arzt verschreibt Ihnen Schmerzmedikamente

Bei häufiger oder regelmäßiger Schmerzmitteleinnahme sollten Sie deren Wirkungen und Nebenwirkungen kennen

Es gibt nur wenige Länder, in denen die Ärzte so verschreibungsfreudig sind wie in Deutschland, das gilt für Schmerzmittel und auch für Psychopharmaka, die ebenfalls bei chronischen Schmerzen eingesetzt werden. Darin zeigt sich einerseits die nachgewiesene Wirksamkeit und Nützlichkeit der Medikamente. Andererseits stellen Medikamente bei chronischen Schmerzen aber nicht in jedem Fall die wirksamste Behandlungsmethode dar. Viele Medikamente haben Nebenwirkungen und sind bei dauerhafter Einnahme mit negativen Langzeitfolgen verbunden. Möglicherweise werden Medikamente in Deutschland auch deshalb so häufig eingesetzt, weil viele Patienten dies von ihren Ärzten erwarten und die Ärzte dem auch entsprechen wollen. Wenn Schmerzmedikamente bei Ihnen die wichtigste Behandlungsmethode sind, dann sollten Sie zumindest in etwa eine Vorstellung davon haben, wie diese Medikamente wirken und welche Nebenwirkungen sie haben. Genau sollten Sie wissen, wann und in welchem Umfang bzw. welcher Dosierung Sie die Medikamente einnehmen sollen (nach festen

Zeiten oder bei Bedarf). Am besten halten Sie die ärztlichen Anweisungen dazu schriftlich fest. Oft ist es auch sinnvoll, zumindest einige Wochen lang mittels Schmerztagebuch (☞ Die diagnostische Phase) die Einnahme der Medikamente und ihre Wirkungen zu protokollieren. Bringen Sie diese Unterlagen nach Absprache jeweils zum nächsten Termin mit und nutzen Sie das ärztliche Gespräch, um zum Beispiel die Dosierung des Medikaments zu bewerten.

»Damit müssen Sie leben.«
Ihr Arzt macht Ihnen wenig Hoffnung auf ein Leben ohne Schmerzen

Versuchen Sie, negative Aussagen Ihres Arztes zumindest teilweise auch als eine Herausforderung zu sehen!

Der Satz »Damit müssen Sie leben« ist einerseits das Eingeständnis der eigenen Hilflosigkeit, andererseits aber auch Ausdruck einer Offenheit, die nicht immer selbstverständlich ist. Es ist unwahrscheinlich, dass ein Arzt einen solchen Satz leichtfertig sagt, zumal er dadurch riskiert, dass Sie ihn als Patient nicht mehr aufsuchen.

Vielleicht gelingt es Ihnen, den Satz als einen Appell zu sehen: Lernen Sie, mit den Schmerzen so gut es geht zu leben! Und: Es ist durchaus möglich, dies zu lernen, das heißt, der Umgang mit Schmerzen kann besser, wirksamer, intelligenter werden. Manche Ärzte versuchen, ihre Patienten auf diese Weise zu ermutigen, sich den Anforderungen zu stellen. Möglicherweise gibt es Methoden der Selbsthilfe, die Sie noch nicht kennen? Oder Sie lernen, auch in kleinen Behandlungsfortschritten schon Erfolge zu sehen. Fragen Sie also den Arzt, was genau er mit dieser Bemerkung meint. Wenn der Satz »Damit müssen Sie leben« für Sie wie ein »Lebenslänglich!« klingt und dazu beiträgt, dass

Sie im Umgang mit den Schmerzen schneller resignieren oder verzweifeln, dann ist das für Sie vermutlich die falsche Medizin.

»Wir können uns die Schmerzen nicht ganz erklären.«

Sie haben den Eindruck, der Arzt bezweifelt Ihre Schmerzen

Nicht selten sind Äußerungen dieser Art der Anfang einer schwierigen Beziehung zwischen Arzt und Patient. Um mögliche Konflikte zu entschärfen, sollten Sie sich als Patientin oder Patient vergegenwärtigen, was sich hinter einer solchen Aussage verbergen kann. Der Satz sagt oft nicht mehr, als dass der Arzt *mit den ihm zur Verfügung stehenden diagnostischen Verfahren keine körperliche Ursache* für Ihre Schmerzen gefunden hat. Ob er mit anderen Verfahren (z. B. Verfahren zur Messung der Hirnaktivität) zu einem anderen Ergebnis gekommen wäre, wissen Sie nicht. Tatsächlich kann man bei Schmerzpatienten, die über körperlich nicht erklärbare Schmerzen klagen, in vielen Fällen veränderte Erregungsprozesse im Gehirn nachweisen. Das gelingt aber nur mit recht aufwändigen Mess- und Untersuchungsmethoden, die vielen Ärzten nicht zur Verfügung stehen.

Eine Diskussion um die »eigentliche« Schmerzursache ist gerade bei chronifizierten Schmerzen meist wenig hilfreich

Im Übrigen schließt die Aussage auch nicht aus, dass Sie starke Schmerzen haben. Allerdings machen die Ergebnisse die Ärztin oder den Arzt zunächst hilflos: wenn nicht klar ist, wo das (körperliche) Problem liegt, dann weiß Ihre Ärztin oder Ihr Arzt nicht viel mehr als Sie selbst. Allerdings fällt es vielen Behandlern nicht ganz leicht, die eigene Unsicherheit zuzugeben. Daher bleibt es häufig nicht bei dem Eingeständnis, nichts

Konkretes sagen zu können, sondern es schließt sich die Vermutung an, »psychische« Probleme – was immer das auch sein mag – könnten »die Ursache« für die Schmerzen sein. Manchmal wird dies auch nur angedeutet, wenn der Arzt Sie nach möglichen privaten oder beruflichen Problemen fragt. Bevor Sie sich über solche Fragen lange ärgern, können und sollten Sie Ihre Einwände und Bedenken ruhig äußern. Tatsächlich ist es aus Sicht vieler Schmerzpatienten zunächst vollkommen unverständlich, dass ihre körperlichen Schmerzen (für die Ärzte vielleicht schon Teilursachen wie z. B. Knochenveränderungen gefunden haben), plötzlich als »psychisch« bezeichnet werden. Verständlich wird diese Sicht erst, wenn Sie sich intensiver damit auseinandersetzen, wie Schmerzen durch bestimmte Erregungsprozesse im Gehirn entstehen und dort auch aufrechterhalten werden (☞ Seite 13 ff.). Bevor Sie sich also über das mangelnde Verständnis des Arztes beklagen, sprechen Sie mit ihm lieber darüber, wie Schmerzen entstehen und auf verschiedenen Ebenen beeinflusst werden können.

Wenn Ihr Arzt Ihnen Wehleidigkeit signalisiert, ist eine vertrauensvolle und wirksame Zusammenarbeit gefährdet

Wenn Sie durch das ärztliche Gespräch den Eindruck gewinnen, dass Ihr Arzt Sie für nicht glaubhaft bzw. für einen Simulanten hält, der bewusst aus welchen Gründen auch immer Schmerzen vortäuscht, dann ist die Basis einer erfolgversprechenden Zusammenarbeit allerdings gestört. Wenn Sie dieses Problem nicht zufriedenstellend im Gespräch klären können, dann sollten Sie einen anderen Arzt aufsuchen.

»Sie müssen ruhiger werden und lernen, sich zu entspannen.«

Der Arzt gibt Ihnen zu verstehen, dass er in Ihrem Fall Stress für eine wesentliche Schmerzursache hält

Ähnlich wie die erfolglose Suche nach Schmerzursachen kann auch der Begriff »Stress« eine Quelle für Missverständnisse sein. Der oben angeführte Satz kann zum Beispiel bedeuten: »Die Belastungen, unter denen Sie leben, sind einfach zu groß« oder »Sie gehen ungünstig mit Ihren Belastungen um« oder auch »Sie überfordern sich selbst, obwohl dies nicht nötig wäre«.

Belastungen und psychische Überforderungen hinterlassen Spuren im Gehirn und können das Schmerzempfinden verstärken: Stressabbau kann daher zentraler Bestandteil einer Schmerztherapie sein

Bereits diese verschiedenen Deutungen enthalten unterschiedliche Signale: z. B. »Ändern Sie Ihre Anforderungen (sofern dies möglich ist)« oder »Unterscheiden Sie klarer zwischen Wichtigem und Unwichtigem«. Oder: »Achten Sie stärker auf Ihre eigenen körperlichen und psychischen Bedürfnisse und weniger auf die Wünsche anderer!«

Ganz gleich, welche der verschiedenen Deutungen Sie sich herausgreifen, in allen Fällen lautet die Botschaft, dass Sie als Patientin oder Patient zumindest eine Mitverantwortung an den Beschwerden tragen. Vermutlich hat die Art und Weise, wie Sie mit Belastungen, Zeitdruck, Ärger, Anspannung, Streit, schlechten Gefühlen usw. umgehen, aus Sicht Ihrer Ärztin oder Ihres Arztes erkennbare Auswirkungen auf die Ausprägung und den Verlauf Ihrer Schmerzen. Die Botschaft lautet daher auch: Warten Sie nicht darauf, dass ich Sie vom Schmerz heile, sondern versuchen Sie den Zusammenhang zwischen Ihrer Umwelt, Ihrem

Verhalten und Ihren Schmerzen zu erkennen. Stellen Sie sich darauf ein, dass Ihre Lebensumstände oder Ihre Lebensweise einen wesentlichen Beitrag zu Ihren Schmerzen leisten und ziehen Sie daraus Konsequenzen!

Viele Schmerzpatienten fangen unter dem Eindruck dieser Botschaft an zu begründen, warum Stress und Belastungen im Alltag unvermeidlich sind. Damit argumentieren sie aber häufig gegen sich selbst, gegen den eigenen Körper und die eigene Gesundheit. Nehmen Sie die Bemerkung des Arztes lieber zum Anlass, sich ernsthaft mit Möglichkeiten des Stressabbaus zu beschäftigen und fragen Sie nach möglichen Anlaufstellen (Beratungs- und Therapieangeboten) in Ihrer Umgebung.

»Wir müssen noch mal eine Untersuchung machen.«

Der Arzt möchte Untersuchungen vornehmen, die bereits mehrfach durchgeführt worden sind

Manchmal sind wiederholte diagnostische Untersuchungen sinnvoll

»Wir müssen noch einmal röntgen, Blut abnehmen, eine Ultraschalluntersuchung machen...« Viele Patienten mit chronischen Schmerzen machen die Erfahrung, dass bestimmte Untersuchungen immer wieder durchgeführt werden. Aber ist die Untersuchung wirklich notwendig, wenn sie schon ein- oder mehrmals durchgeführt wurde?

Eine pauschale Antwort darauf ist schwierig. Grundsätzlich gilt, dass aus den Ergebnissen der Untersuchung konkrete Schlussfolgerungen für das weitere Vorgehen abgeleitet werden sollten. Einer Untersuchung, die keine erkennbare Bedeutung für Ihre Therapie hat, können und sollten Sie kritisch begegnen.

Zugleich sollten Aufwand bzw. Risiko und der Nutzen der Untersuchung in angemessenem Verhältnis zueinander stehen. Dieses Problem stellt sich zum Beispiel häufiger bei Röntgenuntersuchungen. Viele Patienten befürchten eine zu hohe Strahlenbelastung durch wiederholte Röntgenuntersuchungen. Eine Wiederholungsuntersuchung kann jedoch notwendig werden, wenn neue relevante Gesichtspunkte in der Behandlung auftreten oder wenn die Voruntersuchung aufgrund technischer Besonderheiten nur bedingt aussagefähig ist. Allerdings muss ein Patient mit chronischen Rückenschmerzen und röntgenologisch wiederholt nachgewiesenen »altersentsprechenden Verschleißerscheinungen« der Wirbelsäule nicht immer wieder neu geröntgt werden, wenn sich daraus nicht unmittelbare Therapieempfehlungen ergeben.

Ein anderes Beispiel sind Kennwerte, die aus Blutuntersuchungen abgeleitet werden. Meist unterliegen sie erheblichen Schwankungen. So werden Kennwerte für die Entzündungsaktivität auch von der Tageszeit, der allgemeinen Belastung, der Stimmung und dem Stadium der Abwehrreaktion des Körpers beeinflusst. Hier sind wiederholte Messungen nicht nur sinnvoll, sondern auch notwendig, um Veränderungen im Rahmen einer Therapie abbilden zu können. Dabei sind Ärzte grundsätzlich an die Auflage gebunden, nur notwendige diagnostische und therapeutische Maßnahmen durchzuführen. Wenn Sie Zweifel haben, dass eine Untersuchung sinnvoll ist, dann lassen Sie sich die Notwendigkeit vom Arzt erklären. Fragen Sie vor allem nach den konkreten Konsequenzen des Untersuchungsergebnisses für Ihre Behandlung.

»So geht das nicht weiter.«
Ihr Arzt versucht Sie zu motivieren, weniger Schmerzmittel einzunehmen

Immer wieder haben Sie sich Schmerzmittel verschreiben lassen mit der Folge, dass Sie diese täglich oder fast täglich nehmen. Nun benötigen Sie immer mehr Schmerzmittel, um die gleiche Wirkung zu erzielen. Damit steigt zugleich die Gefahr schädlicher Nebenwirkungen und die Balance aus Nutzen und Risiken der Schmerzbehandlung gerät in eine Schieflage. Wenn Sie regelmäßig und seit längerem wachsende Mengen an Schmerzmitteln einnehmen, sollten Sie überlegen, wie Sie diesen Prozess stoppen. Ein verantwortungsbewusster Arzt wird ohnehin darauf achten, dass er Ihnen nicht jahrelang große Mengen an Schmerzmitteln verschreibt, ohne deren Wirksamkeit genau zu kontrollieren. Tut er dies nicht, so spricht dies gegen ihn.

Es spricht für Ihren Arzt, wenn er versucht, Ihren Schmerzmittelkonsum (auf ein notwendiges Maß) zu verringern

Hält er es für nötig, Ihren Schmerzmittelkonsum zu drosseln, dann sollten Sie sich diesen Argumenten nicht verschließen. Es spricht für die Qualität Ihrer Ärztin oder Ihres Arztes, wenn sie oder er die langfristigen Risiken und Probleme sehr ernst nimmt. Insbesondere bei Kopfschmerzen sollte das Risiko eines ☞ medikamenteninduzierten Schmerzes möglichst vermieden werden.

Die Einnahme einer bestimmten Schmerzmittelmenge unabhängig von der Schmerzintensität kann die Medikamentenabhängigkeit verringern

Der Einstieg in den Ausstieg aus dem Schmerzmittelkonsum kann dadurch erfolgen, dass Sie Ihre Medikamente nicht mehr »bei Bedarf« nehmen, sondern zu einer oder zwei festen Tageszeiten. Auf diese Weise lernt Ihr Körper neu, dass nicht jede Schmerzzunahme gleich mit einer Zufuhr schmerzlindernder Wirkstoffe verbunden ist. In dieser ersten Phase entspricht die Menge des Wirkstoffes aber noch der Menge, an die der Körper gewohnt war. Daraufhin kann die Menge an Wirksubstanz schrittweise verringert werden. Es kann aber – je nach Krankheitsbild – auch sinnvoll sein, die Schmerzmittel sofort vollständig abzusetzen. Eine Verringerung verschreibungspflichtiger Schmerzmittel sollte immer nach Rücksprache mit Ihrem Arzt erfolgen.

»Wenn ich das lese, kriege ich Angst.«

Sie nehmen aus Angst vor Nebenwirkungen viel weniger Medikamente als vom Arzt empfohlen

Manche Patienten haben übertriebene Ängste vor unerwünschten Medikamentenwirkungen

Natürlich ist es Ihre Entscheidung, in welcher Dosierung Sie verschriebene Medikamente zu sich nehmen. Dennoch spiegelt die verbreitete Praxis, Medikamente nach eigenen Vorstellungen einzunehmen und sich dabei mitunter sehr weit von den ärztlichen Empfehlungen oder Anweisungen zu entfernen, auch ein grundlegendes Behandlungsproblem wider. Eine Ursache für das Verhalten ist, dass viele Patienten mit übertriebener Angst auf die Angabe von Nebenwirkungen reagieren.

Sie sollten wissen, dass die Hersteller von Medikamenten verpflichtet sind, ausnahmslos alle irgendwann nachgewiesenen Nebenwirkungen des Medikaments im Beipackzettel aufzulisten. Dabei steigt die Wahrscheinlichkeit, Nebenwirkungen zu erkennen, fortlaufend durch bessere Nachweismethoden. Natürlich bedeutet die Auflistung nicht, dass alle diese Nebenwirkungen auch bei Ihnen auftreten werden. Die

Beobachten Sie bei sich die Medikamenten(neben)-wirkungen und lassen Sie Risiken durch Ihren Arzt kontrollieren

Nebenwirkungen sind aufgelistet, damit Sie und Ihr Arzt die Aufmerksamkeit auf mögliche Nebenwirkungen wach halten. Eine kontinuierliche Verlaufskontrolle bei Medikamenten mit stärkeren Nebenwirkungen ist daher dringend anzuraten. Nur(!) auf diese Weise können Vorteile und Risiken eines bestimmten Medikaments wirklich sachgerecht aufeinander abgestimmt werden.

Wenn Sie allerdings alle möglichen Risiken direkt auf sich beziehen, dann wird Ihre Angst der wichtigste Entscheidungsträger sein. Dies kann bei hochwirksamen Präparaten wie zum Beispiel dem entzündungshemmenden Cortison erst recht mit Risiken verbunden sein. Denn wenn Sie an einer schmerzhaften chronisch-entzündlichen Erkrankung leiden (z. B. einer rheumatoiden Arthritis) und aus Angst vor Nebenwirkungen das Cortison zu niedrig dosieren, riskieren Sie eine plötzliche Zunahme der Entzündungsaktivität mit langfristig negativen Auswirkungen.

aus: Beipackzettel zu ASS+C-ratiopharm gegen Schmerzen, einem der am häufigsten gebrauchten rezeptfreien Schmerzmittel

»(...) Das Arzneimittel darf nicht angewendet werden bei Überempfindlichkeit gegen (...) Salizylate, Magen- und Darmgeschwüren, bei krankhaft erhöhter Blutungsneigung, in der Schwangerschaft und in der Stillzeit, bei Kindern, bei Überempfindlichkeit gegen andere Entzündungshemmer oder Rheumamittel oder andere Allergien auslösende Stoffe, bei gleichzeitiger Behandlung von gerinnungshemmenden Arzneimitteln, bei einer(...) Blutbildungsstörung, bei chronischen Magen- oder Zwölffingerdarmbeschwerden, bei vorgeschädigter Niere, bei schweren Leberfunktionsstörungen. (...) Folgende Nebenwirkungen können auftreten: Magenbeschwerden, Magen-

Darm-Blutverluste, Erbrechen, Durchfälle, Magengeschwüre, Überempfindlichkeitsreaktionen, Leber- und Nierenschäden, Unterzuckerung, Hautauschläge, Kopfschmerzen, Schwindel, Ohrgeräusche, Sehstörungen, Verwirrtheitszustände, Eisenmangelanämie, Ödeme (Flüssigkeitseinlagerungen) , Verschlechterung infektionsbedingter Entzündungen, Rötungen, Schwellungen, Überwärmung, Schmerzen, Fieber, schwarzer Stuhl (...)«

Für Antidepressiva, die ebenfalls bei chronischen Schmerzzuständen verordnet werden, gibt es Hinweise, dass die meisten Präparate in einer Dosierung eingenommen werden, die therapeutisch unwirksam ist. Die schmerzlindernden Wirkungen, die Sie erreichen, wenn Sie die Mittel in zu geringer Dosierung einnehmen, sind vermutlich vor allem durch die ☞ Placebowirkung zu erklären. Vermutlich könnten Sie vergleichbare Wirkungen auch auf anderem Weg erzielen.

Informieren Sie Ihren Arzt, wenn Sie von den ärztlichen Empfehlungen abgewichen sind!

Ganz gleich, wie Sie mit den verschriebenen Medikamenten umgehen, scheuen Sie sich nicht, Ihre Ärztin oder Ihren Arzt darüber zu informieren. Wenn sie oder er beleidigt oder verärgert darauf reagiert, dass Sie die Medikamente nicht vereinbarungsgemäß genommen haben, sprechen Sie offen über Ihre Bedenken! Es spricht für den Arzt, wenn er Ihre Bedenken aufgreift und bei den zukünftigen Empfehlungen berücksichtigt.

»Die reichen mir nicht.«
Sie wollen stärkere Medikamente

Beim Wechsel zu stärkeren Schmerzmitteln müssen Vorteile und Risiken sorgfältig gegeneinander abgewogen werden

Einige nicht verschreibungspflichtige Schmerzmedikamente haben Sie schon ausprobiert, doch die Wirkung reicht Ihnen nicht aus. Nun vermuten Sie, dass es noch wirksamere Schmerzmittel gibt, und wahrscheinlich haben Sie recht. Als Sie Ihren Arzt darauf ansprechen, signalisiert der allerdings Zurückhaltung. Nicht dass er grundsätzlich gegen diese Medikamente sei, aber er findet es besser, wenn Sie erst einmal weiter versuchen, mit den schwächeren auszukommen.

Möglicherweise befürchtet der Arzt, Sie könnten sich an starke Schmerzmittel gewöhnen oder Sie könnten Missbrauch betreiben und abhängig werden. Durch Forschungsergebnisse konnte jedoch gezeigt werden, dass Ärzte, die seltener Patienten mit chronischen Schmerzen behandeln, das Risiko einer Abhängigkeit bei einer Opioidbehandlung eher überschätzen. Hier kann es im Einzelfall sogar sinnvoll sein, dem Arzt auch mit Informationsmaterialien zu begegnen, die über die wirklichen Risiken einer Behandlung mit Opioiden aufklären. Informationen dazu gibt zum Beispiel die Deutsche Gesellschaft zum Studium des Schmerzes.

Andererseits sollten Sie wissen, dass nach einer Phase der Zurückhaltung bei der Verschreibung von Opioiden heute mehr Patienten als früher darauf drängen, solche Medikamente zu erhalten (z. B. bei ausgedehnten bzw. körperlich nicht erklärbaren Schmerzen). Dabei ist es nicht ohne Risiko, wenn heute bei Schmerzen mit ungeklärter Ursache mehr Opioide als früher verschrieben werden. Zum Experimentieren mit ungewissem Ausgang eignen sich diese Medikamente aufgrund ihrer starken Wirkungen nicht.

Noch eindeutiger ist die Sachlage, wenn der Arzt vor allem schädliche Nebenwirkungen (z. B. bei Vorschädigungen der Leber oder anderer Organe) oder problematische Wechselwirkungen mit anderen Medikamenten befürchtet. Hier sollten Sie davon ausgehen, dass dies der Arzt tatsächlich am besten beurteilen kann. Sieht der Arzt Risiken darin, dass Sie sich nicht genau an den Einnahmeplan halten, sind Einwände ebenfalls berechtigt. Gerade bei hoch wirksamen Medikamenten darf es in Ihrem eigenen und auch im ärztlichen Interesse keinen Zweifel daran geben, dass Sie sich strikt an die Einnahmeregeln halten.

Möglicherweise kann Ihnen Ihr Arzt oder Ihre Ärztin aber auch keine sachlichen Gründe gegen ein wirksameres Medikament nennen. Im Einzelfall mag der Arzt auch ein Interesse daran haben, ein bestimmtes Medikament häufiger zu verordnen, weil er vom Hersteller des Medikaments immer wieder freundlich dazu ermutigt wird.

»Schon wieder nur Tabletten.«
Sie sind enttäuscht, weil Ihnen der Arzt wieder nur ein neues Medikament vorschlägt

Die andere Seite der Medaille: Nicht Sie selbst, sondern Ihr Arzt schlägt Ihnen wieder ein anderes Schmerzmedikament vor. In manchen Fällen spiegelt dieser Vorschlag einfach die Hilflosigkeit des Arztes wider, der nicht genau weiß, was er Ihnen noch anbieten soll, aber Ihnen doch »irgendwie helfen« möchte. In dem Angebot immer neuer Medikamente zeigt sich, dass die therapeutischen Entscheidungen eher von »Versuch und Irrtum« (Zufall) bestimmt sind und weniger aufgrund von Planung und Problemverständnis. Es werden verschiedene Methoden mit geringfügig

Informieren Sie sich gründlich über verschiedene Wege der Schmerztherapie und machen sich selbst ein Bild, von welchen Methoden Sie wahrscheinlich profitieren werden

unterschiedlichen Wirkstoffkombinationen ausprobiert, getragen von der Hoffnung, irgendwann einmal einen Treffer zu landen.

Vielen Ärzten ist in dieser Situation nicht klar, dass es Alternativen zu dieser Verschreibungspraxis gibt, Alternativen, durch die Sie als Patientin oder Patient auf einen erfolgreicheren Weg gebracht werden können. Besser wäre es zum Beispiel in vielen Fällen, wenn der Arzt nach wiederholten erfolglosen medikamentösen Behandlungsversuchen den beschränkten Einsatzbereich von Medikamenten deutlich machen und zugleich auf Möglichkeiten einer verbesserten Selbsthilfe bei Schmerzen verweisen würde. Möglichst früh sollte der Hinweis kommen, dass oft erst das Zusammenspiel aus medikamentösen, bewegungstherapeutischen bzw. krankengymnastischen, physikalischen und psychologischen Maßnahmen einen langfristigen Behandlungserfolg verspricht. Das setzt jedoch die Bereitschaft des Arztes oder der Ärztin voraus, auch Vertreter anderer Berufsgruppen wie Physiotherapeuten oder Psychotherapeuten hinzu zu ziehen. Beschränkt sich Ihr Arzt trotz fehlender Erfolge auf die medikamentöse Therapie, so sollten Sie ihn auf andere Behandlungsansätze ansprechen.

»Ich bin doch nicht verrückt.«
Ihr Arzt verschreibt Ihnen Antidepressiva

Antidepressiva oder andere Psychopharmaka lindern bei manchen Patienten das Schmerzempfinden, auch wenn sie nicht an Depressionen leiden

Das wird Sie überraschen, wenn Sie von sich selbst nicht das Gefühl haben, depressiv zu sein. Viele Patienten reagieren daher teilweise irritiert oder auch ablehnend auf diesen Therapievorschlag, da sie sich in ihrem Schmerz nicht ernst genommen fühlen. Der Behandlungsvorschlag kann zwei Gründe haben: Entweder

Ihre Schmerzen lassen sich am wirksamsten mit diesem Medikamententyp lindern oder Sie leiden neben den Schmerzen auch häufig unter depressiven Verstimmungen, innerer Unruhe oder Antriebslosigkeit. Bei manchen schmerzhaften Erkrankungen oder Schmerzstörungen (z. B. Spannungskopfschmerz oder Fibromyalgie) hat sich herausgestellt, dass sich die Schmerzen am wirksamsten mit Antidepressiva behandeln lassen. Diese Mittel wirken sich in der richtigen Dosierung auf Stoffwechselprozesse im Gehirn aus, die den Schlaf, die Stimmung und die Schmerzempfindlichkeit beeinflussen können. Alle diese Einflüsse können das Schmerzempfinden im Alltag lindern.

Je nachdem, ob die Antidepressiva eher die Schmerzen oder eher die depressiven Zustände lindern sollen, sollten noch jeweils unterschiedliche ergänzende Behandlungen durchgeführt werden. Grundsätzlich ist das Verschreiben von Antidepressiva aber kein Hinweis darauf, dass der Arzt Ihre Schmerzen nicht ernst nimmt oder Sie gar für einen Simulanten hält.

»Bewegung tut mir gut.«

Sie wünschen sich mehr Krankengymnastik, aber der Arzt verschreibt Ihnen keine mehr

Versuchen Sie, aktive Physiotherapie auch ohne ständige Anleitung alleine durchzuführen

Wenn Sie an Rücken- oder Muskelschmerzen oder anderen chronischen rheumatischen Schmerzen leiden, sind in vielen Fällen krankengymnastische und bewegungstherapeutische Übungen tatsächlich das Mittel der Wahl. Sie versprechen häufig langfristig mehr Hilfe als viele medikamentöse Methoden, da mit ihrer Hilfe die Bewegungsfähigkeit und damit die Funktionsfähigkeit erhalten und noch weiter verbessert werden kann. Insofern sind Sie als Patient häufig auf dem richtigen

Weg, wenn Sie mehr Krankengymnastik fordern anstatt eher passiver Behandlungsmethoden, die vor allem den Schmerz betäuben.

Auf der anderen Seite sollten Sie Krankengymnastik nicht als eine Aktivität sehen, die Sie auf die Zeit mit der Krankengymnastin beschränken. Die Kontakte mit Krankengymnasten sind in der Regel dazu gedacht, dass Sie bestimmte Haltungs- und Bewegungsübungen kennen lernen, die Sie dann nach Möglichkeit im Alltag so oft wie möglich praktizieren. Nur wenige Übungen und Maßnahmen sind so konzipiert, dass sie die ständige Anwesenheit einer Krankengymnastin erfordern. Niemand wird vernünftigerweise davon ausgehen können, dass allein von 20 oder 50 krankengymnastischen Terminen sich ein neues Haltungsmuster oder ein neuer Bewegungsablauf entwickelt. Nutzen Sie also die Zeit mit krankengymnastischer Anleitung dazu, selbst zum Experten zu werden und wenden Sie Ihr neues Wissen so oft wie möglich im Alltag an. Um so weniger werden Sie abhängig sein von den Reglementierungen oder Budgetierungen, denen Kassenärzte zum Teil unterliegen.

Wenn Sie sich noch nicht dazu in der Lage fühlen, die krankengymnastischen Übungen auch ohne direkte physiotherapeutische Unterstützung durchzuführen, sollten Sie gegenüber Ihrer Ärztin oder Ihrem Arzt auf einer Fortsetzung der krankengymnastischen Behandlung drängen. Erläutern Sie dazu, welche Fortschritte Sie bisher gemacht haben und welchen weiteren Behandlungsbedarf Sie selbst noch sehen.

»Das haben wir gleich!«

Ihr Arzt schlägt Ihnen eine Behandlung vor, die schnelle Schmerzlinderung verspricht

Viele Patienten mit andauernden oder immer wiederkehrenden Rückenschmerzen berichten davon, dass sie – vor allem wenn sie häufiger den Arzt aufsuchen – nach relativ kurzer Befragung und Untersuchung eine schmerzlindernde Spritze erhalten. Auf die Frage, ob dies sein müsse, reagieren manche Ärzte ungeduldig nach dem Motto: Wenn Sie Hilfe wollen, dann müssen Sie das schon akzeptieren. Diese Begründung mag bei seltenen Schmerzereignissen passend sein, bei chronischen Schmerzen und insbesondere dann, wenn diese Behandlungsform zur Regel wird, dürfen Sie durchaus skeptisch auf eine solche Antwort reagieren.

Maßnahmen zur schnellen Schmerzausschaltung sollten insbesondere bei chronifizierten Schmerzen immer von Hinweisen begleitet sein, wie Sie sich vorbeugend schmerzvermeidend verhalten können

Schließlich werden manche Arten dauerhafter Schmerzen durch kurzfristig ausgelegte Behandlungsmaßnahmen begünstigt und aufrechterhalten. Zwar können sich die Bewegungsabläufe und Verhaltensweisen im Alltag nach schneller Schmerzlinderung auch schnell wieder normalisieren. Der Nachteil schneller Schmerzbetäubung liegt jedoch darin, dass der Körper durch die Maßnahmen die Erfahrung macht, dass auf Schmerzen normalerweise schnelle Hilfe von außen kommt. Auf diese Weise kann sich Ihre eigene Fähigkeit verringern, Schmerzen und deren Ursachen selbst zu regulieren. Insbesondere Injektionen und manualtherapeutische Behandlungen (»Einrenken«) bieten scheinbar verlockende Aussichten. Da chronische Schmerzen aber meist mehrere Ursachen haben, führt schnelle Schmerzbetäubung häufig nicht zum dauerhaften Erfolg.

Lassen Sie sich daher erst erklären, wie sich der Arzt oder Therapeut die beabsichtigte Wirkung erklärt. Stellen Sie eine einfache Erklärung für die Schmerzen wie zum Beispiel einen verrückten Wirbel ruhig in Frage. Also: wenn dieser Wirbel nicht so sitzt, wie er sitzen sollte, was sollte ihn daran hindern, nach dem Einrenken wieder in seinen alten Zustand zurückzuwandern? Wenn die dauerhafte schmerzhafte Muskelverkrampfung durch ein krampflösendes Mittel kurzfristig verschwindet, wie gehen Sie damit um, dass die Wirkung nach einer gewissen Zeit immer wieder nachlässt? Machen Sie auch hier deutlich, dass es um langfristig wirkende Hilfen gehen muss. Das schließt nicht aus, dass bei manchen akuten, insbesondere anfallsartigen Schmerzen direkt wirkende mittels Spritze verabreichte Schmerzmittel die Behandlungsmethode der Wahl sind.

Keine Behandlung darf ohne Ihr Einverständnis erfolgen

Im Übrigen sollten Sie wissen, dass keine Behandlung ohne Ihr Einverständnis erfolgen kann. Ein Arzt, der Ihnen ohne Ihr Einverständnis eine Spritze gibt oder ein Gelenk einrenkt, verhält sich nicht korrekt. Er hat nur das Recht, Ihnen eine Behandlung vorzuschlagen und diese dann mit Ihrem Einverständnis durchzuführen.

Erfahrungen mit Psychotherapeuten und Physiotherapeuten

»Ich bin hier falsch.«

Ihnen wurde eine Psychotherapie empfohlen, aber Sie lehnen eine solche Behandlung ab

Manche Patienten mit chronischen Schmerzen beginnen aufgrund ärztlicher Empfehlungen eine psychotherapeutische Behandlung. Einige fühlen sich durch die Empfehlung abgeschoben oder nicht ernst genommen, andere empfinden dies gar als Zumutung. Die Vorbehalte gegenüber psychotherapeutischen Verfahren gründen sich teilweise auf Vorurteile zur Psychotherapie, zum Teil aber auch einfach auf Ängste vor einem unbekannten Terrain. Bevor Sie sich intuitiv für oder gegen eine psychotherapeutischen Behandlung entscheiden, sollten Sie sich über die verschiedenen Behandlungsangebote, deren Vorgehen und Wirkungen informieren. Dazu gibt es hinreichend Literatur. Sie sollten wissen, dass immer dann, wenn dauerhafte Schmerzen nicht vollständig durch körperliche Schäden oder Prozesse erklärt werden können, eine psychotherapeutische Behandlung zumindest als Ergänzung zur medizinischen Behandlung zu erwägen ist. Prüfen Sie im Vorhinein, ob die Psychotherapeutin oder der -therapeut über hinreichende Erfahrungen mit Schmerzpatienten verfügt und entsprechend qualifiziert ist. Um sich ein Bild von psychotherapeutischen Methoden zu machen, kann es sinnvoll sein, zunächst andere Behandlungsangebote in Anspruch zu nehmen, die auch auf eine psychotherapeutische Behandlung vorbereiten. Zu denken ist an

Insbesondere wer an chronifizierten Schmerzen leidet, sollte sich über Ziele, Vorgehensweisen und Wirkungen psychotherapeutischer Behandlungsmethoden informieren

- Patientenschulungen, die beispielsweise in Rehabilitationskliniken zu ausgewählten Krankheitsbildern (z. B. rheumatoide Arthritis, chronischer Rückenschmerz) durchgeführt werden. Im Rahmen solcher Schulungen erfahren Sie alles Wissenswerte über die Krankheit und verschiedene Behandlungsmöglichkeiten.

Prüfen Sie den möglichen Nutzen psychologischer Schmerztherapien

- vorbereitende Gespräche durch qualifizierte niedergelassene Ärzte im Rahmen der »Psychosomatischen Grundversorgung«. Diese Ärzte sind geschult, Ihnen die Zusammenhänge zwischen psychischen und körperlichen Prozessen zu verdeutlichen und mögliche Vorbehalte gegenüber psychotherapeutischen Behandlungsmöglichkeiten abzubauen.
- Entspannungstrainings, Meditationsübungen oder Schmerzbewältigungstrainings, die zum Beispiel in Bildungseinrichtungen, Volkshochschulen oder in Selbsthilfegruppen angeboten werden. Hier lernen Sie zumindest einige Techniken, die Sie in einer Psychotherapie auch nutzen oder weiter vertiefen können.

Wenn Ihre Skepsis trotz dieser Erfahrungen noch eindeutig überwiegt, dann ist eine Psychotherapie vermutlich nichts für Sie. Eine Behandlung, von der Sie nichts erwarten, die wird Ihnen vermutlich auch nichts bringen (☞ Placebo).

»Die Schmerzen sind aber immer noch da.«
Sie werden ungeduldig, weil die Methoden nicht so schnell wirken

Auf psychologischen Therapien lasten oft »letzte Hoffnungen», weil sie in der Kette der Behandlungsangebote oft am Ende erscheinen, nachdem andere Behandlungsmethoden nicht recht erfolgreich waren. Auf deren anderen Seite ist eine psychotherapeutische Behandlung eher auf langfristige Wirkungen ausgerichtet. Beides fördert die Ungeduld mancher Patienten: sie wollen endlich spürbare Verbesserungen, je schneller und vollständiger, um so besser. Durch hohe Erwartungen steigt jedoch das Risiko von Enttäuschungen und Misserfolge werden wahrscheinlicher.

Kombination von Maßnahmen zur kurzfristigen Schmerzlinderung und zur langfristigen Verhaltensänderung

Aus diesem Grund schlagen insbesondere Verhaltenstherapeuten meist zwei parallele Behandlungsstrategien vor: einerseits Methoden, mit denen Sie kurzfristig Schmerzen lindern bzw. Ihre Fähigkeiten verbessern, wirksamer als bisher mit Schmerzen und Beschwerden umzugehen (z. B. ☞ Schmerzbewältigungstraining); andererseits langfristig ausgerichtete Methoden. Diese zielen darauf, Ihre schmerzverstärkenden Verhaltensweisen im Alltag zu verringern, Ihre Gesundheit und Ihr Selbstbewusstsein zu verbessern und Ihre Lebensfreude zu fördern (z. B. durch mehr Bewegung, bessere Körperhaltung, konfliktfreiere Beziehungen zu Arbeitskollegen, Familienangehörigen oder Freunden, bessere Zeitplanung, weniger Stress). Als Patientin oder Patient mit chronischen Schmerzen sollten Sie möglichst kurz- und langfristig ausgelegte Methoden kombinieren.

Für übungsorientierte Methoden (z. B. ☞ Entspannungstraining) gilt, dass sie um so schneller und intensiver wirken, je häufiger Sie üben. Um dadurch Schmerzlinderung oder Schmerzfreiheit erleben zu können, müssen Sie vermutlich längere Zeit (mehrere Wochen bis Monate täglich) trainieren. Unabhängig davon tun Sie sich voraussichtlich aber auch dann einen Gefallen, wenn Sie den Behandlungsfortschritt nicht nur an der Intensität oder der Dauer Ihrer Schmerzen, sondern auch an anderen Veränderungen festmachen (☞ Was bedeutet »Behandlungserfolg« in der Schmerztherapie?).

Grundsätzlich sollten Sie selbst im Behandlungsverlauf eine Vorstellung davon entwickeln, welchen Sinn die vorgeschlagenen oder durchgeführten Maßnahmen zur Linderung Ihrer Beschwerden haben. Lassen Sie sich also erklären, wie die Methoden wirken und erkundigen Sie sich, wie schnell diese Wirkung voraussichtlich eintreten wird. Kritisch können und sollten Sie spätestens dann reagieren, wenn Ihre Therapeutin oder Ihr Therapeut Vorhersagen zum weiteren Behandlungsverlauf strikt vermeidet oder wenn Sie nach spätestens 20 bis 30 Sitzungen keinen Erfolg spüren.

Ebenfalls zurückhaltend sollten Sie reagieren, wenn sich die Behandlung immer wieder darauf beschränkt, dass gesundheitliche oder sonstige Probleme der letzten Zeit in den Behandlungssitzungen einfach nur »besprochen« werden. Achten Sie selbst darauf, dass Sie aus den Gesprächen Impulse oder Hinweise für Ihr weiteres Vorgehen im Alltag ableiten können.

»Was hat meine Ehe mit den Schmerzen zu tun?« Sie haben das Gefühl, dass Ihre Schmerzen zu stark als psychologisches Problem gesehen werden

In einer psychotherapeutischen Behandlung können die Schmerzen oder sonstigen körperlichen Probleme vorübergehend in den Hintergrund treten

Viele Psychotherapeuten versuchen, ihre Schmerzpatienten dafür zu gewinnen, in ihren Schmerzen Signale zu sehen. Als Patientin oder Patient sollen Sie Zusammenhänge erkennen und beeinflussen lernen, die Ihnen bislang verborgen waren. Um dies zu erreichen, werden mögliche Hintergründe und Ursachen der Schmerzen angesprochen, etwa unter welchen Bedingungen die Schmerzen aufgetreten sind und sich verstärken, wie Ihr Partner auf die Schmerzen reagiert, ob und wie sie sich in Abhängigkeit von der körperlichen Belastung, dem Wetter, der Tageszeit, dem Monatszyklus, der Dauer und Tiefe Ihres Schlafes, dem Verhalten Ihrer Kinder, Arbeitskollegen und Freunde, ihren Ess- und Trinkgewohnheiten usw. verändern. Auf diese Weise können Verbindungen deutlich werden, an die Sie vorher nie gedacht haben. Mitunter geht dadurch der Bezug zum Schmerz teilweise oder auch ganz verloren, sodass Sie nach einiger Zeit nur noch über psychische oder soziale Probleme sprechen, während sich der Schmerz aber nur wenig verändert. Wenn Sie dies stört oder Ihnen gar zusätzliche Probleme bereitet, weisen Sie Ihre Therapeutin oder Ihren Therapeuten auf diese Schwierigkeit hin. Gerade in der Behandlung körperlicher Beschwerden treten Probleme dieser Art recht häufig auf, und erfahrene Therapeuten wissen damit umzugehen. Es sollte für Ihre Therapeutin/Ihren Therapeuten kein größeres Problem sein, Ihrem Wunsch zu entsprechen und sich in der Behandlung dann wieder konkreter mit der Behandlung der Schmerzen und Beschwerden auseinander zu setzen.

»Ich war doch früher ganz anders!«
Sie haben den Eindruck, Ihr Therapeut beurteilt die Auswirkungen der Schmerzen nicht richtig

Sie sind ungeduldig, gereizt oder aggressiv gegenüber Ihren Arbeitskollegen, Verwandten oder Freunden. Warum? Weil ich ständig Schmerzen habe, sagen Sie. Ihre Psychotherapeutin, die Sie schon seit Monaten wegen der nicht ganz erklärbaren Schmerzen aufsuchen, vermutet, dass Ihre Reizbarkeit und Ihre Unruhe Ausdruck psychischer Konflikte sein könnte, die Ihnen schon früher zu schaffen gemacht haben und die aus ihrer Sicht auch zumindest teilweise zur Entstehung

Keine langen Diskussionen, ob Ihre psychischen oder zwischenmenschlichen Beeinträchtigungen Ursache oder Folge Ihrer Schmerzen sind

10

der Schmerzen beigetragen haben könnten. Mit anderen Worten: für Sie sind Ihre psychischen Probleme die Folge der Schmerzen, für Ihre Therapeutin sind sie auch die Ursache. Mitunter führt dies zu Konflikten, die den Erfolg der Behandlung gefährden können. Dabei hat es für die Therapie meist nur untergeordnete Bedeutung, ob Sie sich häufiger aggressiv oder depressiv fühlten, bevor die Schmerzen begannen, oder ob diese Gefühle erst gemeinsam mit den Schmerzen verstärkt aufgetreten sind. Problematisch wird es dann, wenn Sie das Gefühl haben, dass Ihre Therapeutin oder Ihr Therapeut immer wieder Ihre »eigentlichen« Probleme »hinter« den Schmerzen sucht und Sie sich durch diese Suche geschwächt oder entmutigt fühlen. Oder wenn Sie den Eindruck haben, der Therapeut könne nicht richtig erkennen, wie sehr Sie sich durch die Schmerzen verändert haben. In diesen Fällen sollten Sie Ihre Unzufriedenheit möglichst klar benennen. Konzentrieren Sie sich lieber darauf, die Auswirkungen der Schmerzen auf Ihr sonstiges Leben einzugrenzen. Dies wird Ihnen leichter gelingen, wenn Sie an dem anknüpfen, was Sie gut können und gern tun, also nicht an Ihren Schwächen und ungelösten Problemen. Suchen Sie in der Therapie gemeinsam nach Lösungen und ersparen Sie sich weitgehend die Frage, ob Ihre psychischen Probleme Ursache oder Folge der Schmerzen sind.

»Das kann ich nicht.«
Sie haben das Gefühl, die Physiotherapeutin überfordert Sie

Körperhaltungs- und Bewegungsübungen mit dem Ziel einer Kräftigung oder Dehnung der Muskulatur oder einer besseren körperlichen Fitness sind häufig fester

Bestandteil einer Erfolg versprechenden Behandlung chronischer Muskel- und Gelenkschmerzen. Mitunter klagen Patienten darüber, dass die Übungen anstrengend seien und sie jedes mal froh seien, wenn die Therapiezeit zu Ende sei. Hier sollten Sie sich vor Augen halten, dass es meist erforderlich ist, dass Sie als Patientin oder Patient die Übungen auch außerhalb der Therapiekontakte in eigener Regie zu Hause und im Alltag durchführen. Häufig reicht die kurze Zeit bei der Therapeutin oder dem Therapeuten nicht aus, um dauerhafte Verbesserungen zu erzielen. Achten Sie also selbst darauf, dass die Übungen so gestaltet sind, dass Sie sie auch zu Hause und ohne Anleitung selbst durchführen können und stimmen Sie dies mit Ihrer Therapeutin ab. Auf diese Weise übernehmen Sie Verantwortung und beschränken zugleich die Therapie auf die sinnvollsten Maßnahmen. Orientieren Sie sich daran, wie lange und wie häufig Sie welche Übungen auch allein durchführen können. Wenn Sie sich durch einzelne Übungen überfordert fühlen, dann werden Sie diese sicher zu Hause und in Ihrer Freizeit auch nicht praktizieren. Unabhängig davon sollten Sie schmerzauslösende oder schmerzverstärkende Übungen ohnehin vermeiden.

Passen Sie physiotherapeutische Haltungs- und Bewegungsübungen insbesondere bei chronischen rheumatischen Schmerzen Ihren Fähigkeiten an

10

Anhang

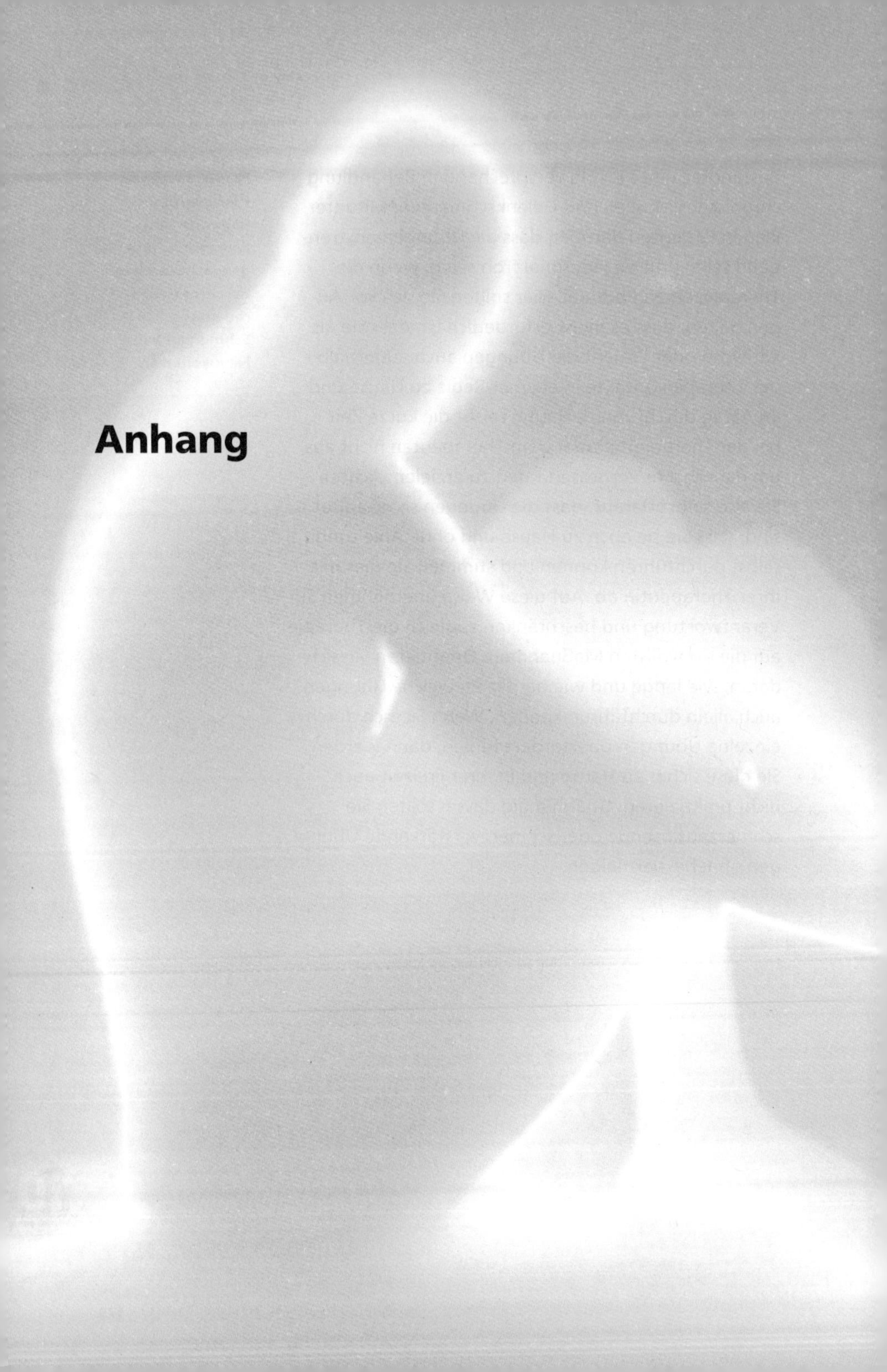

Adressen von Fachgesellschaften

Bundesverband der deutschen Rückenschulen (BdR) e. V.
www.bdr-ev.de
Friedrichstraße 14, 65185 Wiesbaden
Telefon 06 11/37 42 09 und 06 11/9 10 06 16

Deutsche Schmerzgesellschaft (DSG)
www.deutsche-schmerzgesellschaft.org

Eine Dachorganisation verschiedener wissenschaftlicher Fachgesellschaften (u. a. DGSS, DMKG, DGPSF, DSH), deren Ziel es ist, die Schmerzforschung zu fördern.

Deutsche Gesellschaft zum Studium des Schmerzes (DGSS) e. V.
www.dgss.org
DGSS-Geschäftsstelle c/o Klinik für Anaesthesiologie, Universität Köln
Joseph-Stelzmann-Straße 9, 50924 Köln
Telefon 02 21/4 78-66 86, Fax 02 21/4 78-66 88

Vorwiegend bestimmt von Anästhesisten, Neurologen und Allgemeinmedizinern.

Deutsche Migräne- und Kopfschmerzgesellschaft (DMKG)
www.dmkg.org
Generalsekretär (aktuell): PD Dr. Arne May
Neurologische Universitätsklinik
Universitätsstraße 84, 93053 Regensburg
Telefon 09 41/9 41 30 70, Fax 09 41/9 41 6 30 70

Vorwiegend bestimmt von Neurologen, Anästhesisten und Allgemeinmedizinern.
Inhalte: Auskunft über Therapieempfehlungen, Hinweise und Kurzbeiträge von Ärzten, Forschungsergebnisse, direkte Fragen von Patienten an Ärzte

Deutsche Gesellschaft für Psychologische Schmerztherapie und -forschung (DGPSF) e. V.
www.dgpsf.de
Präsident (aktuell): Prof. Dr. Hardo Sorgatz
Institut für Psychologie der TU
Steubenplatz 12, 64293 Darmstadt
Telefon 0 61 51/16 52 13, Fax 0 61 51/16 46 14

Vorwiegend bestimmt von Diplom-Psychologen.
Inhalte: Adressenliste Psychologischer Schmerztherapeuten

Deutscher Gymnastikbund (DGymB) e. V.
www.dgymb.de
Brunnenstraße 71, 65835 Liederbach
Telefon 0 61 96/6 32 29, Fax 0 61 96/64 40 83

Deutscher Verband für Gesundheitssport und Sporttherapie e. V.
www.dvgs.de
Vogelsanger Weg 48, 50354 Hürth-Efferen
Telefon 0 22 33/6 50 17, Fax 0 22 33/6 45 61

Adressen von Selbsthilfe-organisationen

Bundesverband Deutsche Schmerzhilfe (DSH) e. V.
www.service.schmerzhilfe.de
Woldsenweg 3, 20249 Hamburg (Eppendorf)
Telefon 0 40/46 56 46

Ein anerkannt gemeinnütziger Verein mit Sitz in Hamburg. Die DSH versteht sich als Interessenvertreter aller Schmerzpatienten mit derzeit mehr als 5.000 Mitgliedern. Ziele sind Informationen über Ärzte und Einrichtungen in Wohnortnähe der Betroffenen, Informationen zu Krankheitsbildern und Behandlungsmöglichkeiten, Gründung und Förderung von Selbsthilfegruppen sowie Fortbildung von Experten. Ein Schwerpunkt liegt auf der Unterstützung von Kopfschmerzpatienten.

Auf der Internetseite der DSH werden verschiedene Serviceleistungen (Informationen zu Störungsbildern, Treffpunkten, Rechtsfragen u. a.) für Schmerzpatienten angeboten. Eine kostenpflichtige Serviceleistung ist die Auswahl geeigneter Spezialisten. Nach Einsendung eines ausgefüllten Online-Fragebogens erhält man eine Zusammenstellung geeigneter Ärzte aus der Umgebung zugesandt.

Deutsche Schmerzliga e. V.
www.schmerzliga.de
Adenauerallee 18, 61440 Oberursel
Telefon 07 00/375 375 375 (werktags von 9.00 bis 12.00 Uhr), Fax 07 00/375 375 38

Eine Selbsthilfeorganisation für Patienten mit Schmerzen unterschiedlicher Art. Sie fördert die Gründung und unterstützt Selbsthilfegruppen für Menschen mit chronischem Schmerz.

Deutsche Rheuma-Liga Bundesverband e. V.
www.rheuma-liga.de
Maximilianstraße 14, 53111 Bonn
Telefon 02 28/7 66 06-20, Fax 02 28/7 29 90-13

Der Bundesverband vertritt über 800 regionale Rheuma-Selbsthilfegruppen. Organisiert werden u. a. Therapieangebote, sozialrechtliche Beratung und Vermittlung von Pflegediensten, Selbsthilfeaktivitäten, Information und Fortbildung.

Bundesverband Deutsche Vereinigung Morbus Bechterew e. V.
www.bechterew.de
Metzgergasse 16, 97421 Schweinfurt
Telefon 0 97 21/2 20 33, Fax 0 97 21/2 29 55

Bundesverband für 14 Landesverbände, in denen Selbsthilfegruppen vor Ort organisiert sind. Die Internetseite enthält ein sehr umfangreiches Stichwortverzeichnis zu allen möglichen Fragen rund um die Erkrankung.

Deutsche Fibromyalgie Vereinigung (DFV) e. V.
www.fibromyalgie-fms.de
Vorstandsvorsitzende Margarete Röther
Postfach 11 40, 74741 Seckach
Telefon 0 62 92/92 87 58,
Beratungstelefon 0 62 92/92 87 60,
Fax 0 62 92/92 87 61

Literatur zur Vertiefung

Bislang gibt es nur relativ wenig Patientenliteratur zum Thema chronischer Schmerz. Viele Beiträge liegen zu verschiedenen einzelnen Krankheitsbildern vor, auf die wir hier aus Platzgründen nicht eingehen können. Bei den nachfolgenden Büchern handelt es sich um Fachliteratur, die ein gutes medizinisches Grundwissen voraussetzen.

Arzneimittelkommission der deutschen Ärzteschaft
Evidenzbasierte Therapieleitlinien
Deutscher Ärzte Verlag, Köln 2002

Basler, H. D., Franz, C., Kröner-Herwig, B., Rehfisch, H. P. & Seemann, H. (Hrsg.):
Psychologische Schmerztherapie
Springer, Berlin 2003
(5., vollständig überarbeitete und erweiterte Auflage)

Egle, U. T., Hoffmann, S. O., Lehmann, K. A. & Nix, W. A. (Hrsg.)
Handbuch chronischer Schmerz
Schattauer-Verlag, Stuttgart 2003

Glier, B.
Chronischen Schmerz bewältigen – Verhaltenstherapeutische Schmerzbehandlung
Pfeiffer bei Klett-Cotta, Stuttgart 2002

Larbig, W., Fallert, B. & de Maddalena, H.
Tumorschmerz – Interdisziplinäre Therapiekonzepte
Schattauer-Verlag, Stuttgart 2002

Pfaffenrath, V. & Gerber, W. D.
Chronische Kopfschmerzen
Kohlhammer, Stuttgart 1992

Striebel, H. von, Frank, G., Philippi, W., Fischer, A., Böhm, U. & Schwagmeier, R.
Therapie chronischer Schmerzen – Ein praktischer Leitfaden
Schattauer-Verlag, Stuttgart 2002
(4., aktualisierte und erweiterte Auflage)

Literaturzitate

Langbein, K., Matin, H.-P. & Weis, H.
Bittere Pillen – Ausgabe 2002–2004. Nutzen und Risiken der Arzneimittel
Kiepenheuer & Witsch, Köln 2002

Stiftung Warentest (Hrsg.)
Handbuch Medikamente
Berlin 2001
(5., bearbeitete Auflage)

Stiftung Warentest (Hrsg.)
Handbuch Selbstmedikation
Berlin 2002

Adressen der Verbraucherzentralen

Verbraucherzentrale
Baden-Württemberg e. V.
Paulinenstraße 47
70178 Stuttgart
Telefon 07 11/66 91-10
Telefax 07 11/66 91-50
www.verbraucherzentrale-bawue.de

Verbraucherzentrale
Bayern e. V.
Mozartstraße 9
80336 München
Telefon 0 89/53 98-70
Telefax 0 89/53 75 53
www.verbraucherzentrale-bayern.de

Verbraucherzentrale
Berlin e. V.
Bayreuther Straße 40
10787 Berlin
Telefon 0 30/2 14 85-0
Telefax 0 30/2 11 72 01
www.verbraucherzentrale-berlin.de

Verbraucher-Zentrale
Brandenburg e. V.
Templiner Straße 21
14473 Potsdam
Telefon 03 31/2 98 71-0
Telefax 03 31/2 98 71-77
www.vzb.de

Verbraucherzentrale
des Landes Bremen e. V.
Altenweg 4
28195 Bremen
Telefon 04 21/16 07 77
Telefax 04 21/1 60 77 80
www.verbraucherzentrale-bremen.de

Verbraucher-Zentrale
Hamburg e. V.
Kirchenallee 22
20099 Hamburg
Telefon 0 40/2 48 32-0
Telefax 0 40/2 48 32-290
www.vzhh.de

Verbraucher-Zentrale
Hessen e. V.
Große Friedberger Straße 13–17
60313 Frankfurt am Main
Telefon 0 69/97 20 10-0
Telefax 0 69/97 20 10-50
www.verbraucher.de

Verbraucherzentrale
Mecklenburg-Vorpommern e. V.
Strandstraße 98
18055 Rostock
Telefon 03 81/4 93 98-0
Telefax 03 81/4 93 98-30
www.verbraucherzentrale-mv.de

Verbraucher-Zentrale
Niedersachsen e. V.
Herrenstraße 14, 30159 Hannover
Telefon 05 11/9 11 96-0
Telefax 05 11/9 11 96-10
www.vzniedersachsen.de

Verbraucher-Zentrale
Nordrhein-Westfalen e. V.
Mintropstraße 27
40215 Düsseldorf
Telefon 02 11/38 09-0,
Telefax 02 11/38 09-172
www.verbraucherzentrale-nrw.de

Verbraucherzentrale Rheinland-Pfalz e. V.
Ludwigstraße 6
55116 Mainz
Telefon 0 61 31/28 48-0
Telefax 0 61 31/28 48-66
www.verbraucherzentrale-rlp.de

Verbraucherzentrale des Saarlandes e. V.
Hohenzollernstraße 11
66117 Saarbrücken
Telefon 06 81/5 00 89-0
Telefax 06 81/5 88 09-22
www.vz-saar.de

Verbraucher-Zentrale Sachsen e. V.
Bernhardstraße 7
04315 Leipzig
Telefon 03 41/6 88 80 80
Telefax 03 41/6 89 28 26
www.vzs.de

Verbraucherzentrale Sachsen-Anhalt e. V.
Steinbockgasse 1
06108 Halle
Telefon 03 45/2 98 03-29
Telefax 03 45/2 98 03-26
www.vzsa.de

Verbraucherzentrale Schleswig-Holstein e. V.
Bergstraße 24, 24103 Kiel
Telefon 04 31/5 90 99-0
Telefax 04 31/5 90 99-77
www.verbraucherzentrale-sh.de

Verbraucher-Zentrale Thüringen e. V.
Eugen-Richter-Straße 45
99085 Erfurt
Telefon 03 61/5 55 14-0
Telefax 03 61/5 55 14-40
www.vzth.de

Verbraucherzentrale Bundesverband (vzbv),
Markgrafenstraße 66
10969 Berlin
Telefon 0 30/25 80 00
Telefax 0 30/2 58 00-5 18
www.vzbv.de

Register

Hier können wir Ihnen nur eine kleine Auswahl unseres mehr als 100 Titel umfassenden Ratgeberprogramms vorstellen. Auf Wunsch senden wir Ihnen gern die Gesamtübersicht aller Publikationen zu.

Unsere Ratgeber können Sie in den Beratungsstellen der Verbraucherzentralen (Adressen ☞ Seite 186) kaufen oder bei den Herausgebern (☞ Impressum) bestellen. Bitte schicken Sie weder Geld noch Briefmarken. Sie erhalten mit der Lieferung eine Rechnung. Zu den genannten Preisen (Stand: Januar 2004) kommen noch Porto und Versandkosten.

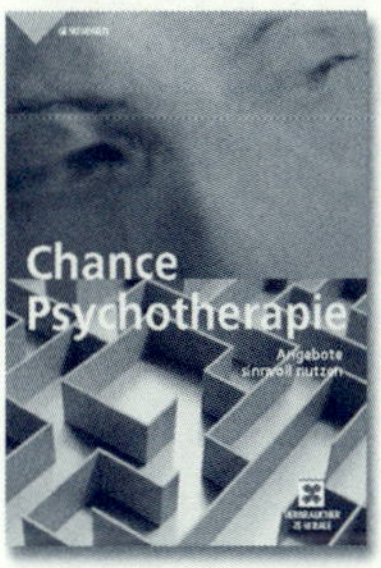

Chance Psychotherapie

Der Ratgeber unterstützt Sie dabei, sich auf dem Psychomarkt zu orientieren. Wir informieren Sie über Angebote und Anbieter, Therapieverfahren und -abläufe, Datenschutz und Kostenerstattung durch die Krankenkassen. Sie erhalten Hinweise, wie Sie mit Therapieproblemen umgehen können und wie Sie den »passenden« Therapeuten finden.

210 Seiten .... **9,80 €**

2. Auflage 2002

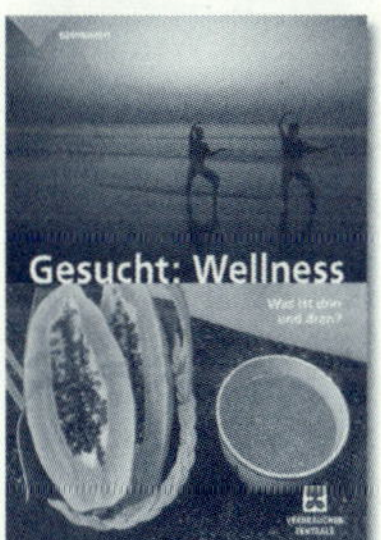

Gesucht: Wellness

Der Wellness-Markt boomt. Doch was verbirgt sich hinter diesem Begriff? Werden Kunden lediglich mit wohlklingenden Angeboten angelockt und abgezockt? Unser Ratgeber betrachtet den Markt der Wellness-Dienstleistungen kritisch und vermittelt Anregungen, wie jeder seinen persönlichen Weg zu Gesundheit und Wohlbefinden entdecken kann.

110 Seiten .... **5,80 €**

2. Auflage 2003

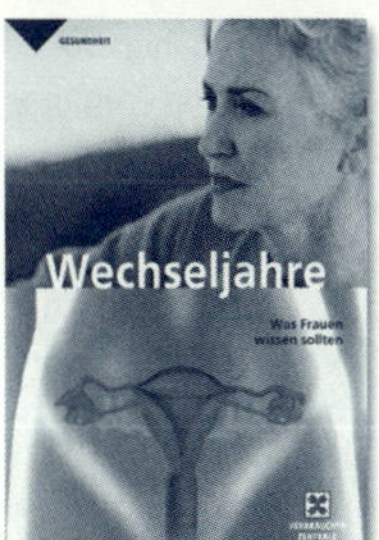

Wechseljahre

Viele Frauen in den Wechseljahren haben Fragen: Was hilft bei typischen Beschwerden? Wie gut wirken naturheilkundliche Mittel? Welche Argumente sprechen für, welche gegen die Hormontherapie? Unser Ratgeber behandelt psychische und soziale Veränderungen in dieser Zeit sowie die Prävention altersbedingter Krankheiten.

138 Seiten .... **7,80 €**

1. Auflage 2003

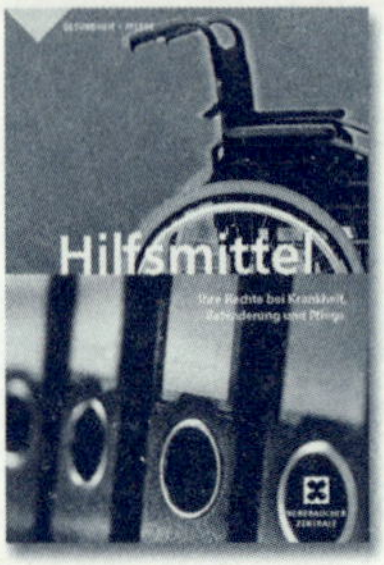

Hilfsmittel

Kranke, pflegebedürftige und behinderte Menschen benötigen oft Hilfsmittel. Je nach Situation sind unterschiedliche Leistungsträger zuständig. Unser Ratgeber hilft, in einer ohnehin schon schwierigen Situation, Beratung zu finden, Anträge zu stellen und Probleme bei der Bewilligung zu überwinden.

143 Seiten .... **7,80 €**

1. Auflage 2003

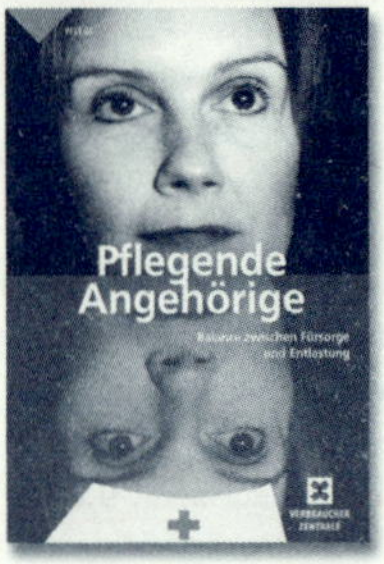

Pflegende Angehörige

Die Pflege eines hilfebedürftigen Menschen führt zu unzähligen Veränderungen im Leben des Pflegenden. Jede Pflegesituation ist einzigartig. Und doch gibt es viele Gemeinsamkeiten. Der Ratgeber soll einen Einblick verschaffen, was auf die Pflegenden zukommt, und aufzeigen, wie und wo sie sich bei ihrer Aufgabe entlasten können.

158 Seiten .... **7,80 €**

1. Auflage 2002

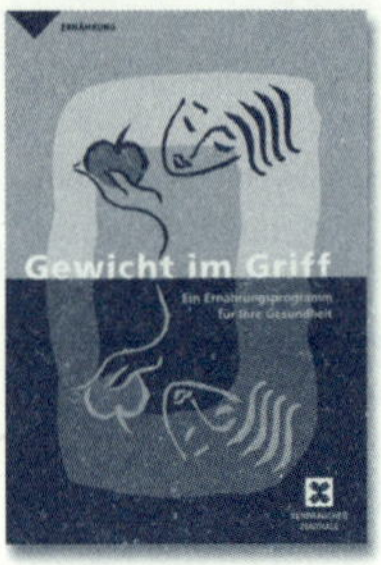

Gewicht im Griff

Muss ich abnehmen? Pfundverluste ohne Essverdruss. Weniger Kalorien, aber richtig ernährt. Ein Taschenbuch für alle, die ihr Gewicht dauerhaft in den Griff bekommen wollen. Mit ausführlichem Rezeptteil auf Basis der Vollwert-Ernährung.

140 Seiten .... **7,16 €**

11. Auflage 2003

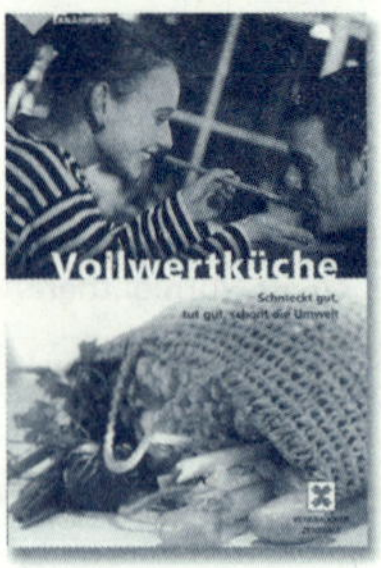

Vollwertküche

Vollwert-Ernährung bleibt aktuell und ist gesellschaftsfähig. Behandelt werden die Vorteile der Vollwert-Ernährung und Fragen aus der Beratungspraxis. Hinzu kommt ein Dutzend Büfett-Vorschläge für vollwertiges Feiern mit insgesamt 150 Rezepten. Die Rezepte sind einfach, lecker, fleischlos und bewährt.

236 Seiten .... **7,80 €**

2. Auflage 2003